·中医养生重点专科名医科普丛书·

总主编·肖 臻 郑培永

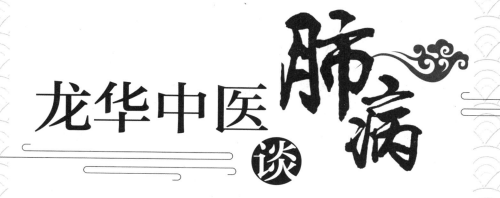

龙华中医肺病谈

U0308627

主　编　张惠勇　鹿振辉

副主编　张晔敏　孙　朔

编　委　（以姓氏笔画为序）

马子风　王　菲　尹广超　冯　辉　毕蓉蓉

吴定中　张　芳　张　笑　段晨霞　秦朝晖

耿佩华　郭晓燕　薛鸿浩

中国中医药出版社

·北京·

图书在版编目（CIP）数据

龙华中医谈肺病 / 张惠勇，鹿振辉主编 . —北京：中国中医药出版社，2018.10

（中医养生重点专科名医科普丛书）

ISBN 978 – 7 – 5132 – 5098 – 6

Ⅰ . ①龙…　Ⅱ . ①张…　②鹿…　Ⅲ . ①肺病（中医）—中医临床—经验—中国—现代　Ⅳ . ① R256.1

中国版本图书馆 CIP 数据核字（2018）第 153334 号

中国中医药出版社出版

北京市朝阳区北三环东路 28 号易亨大厦 16 层

邮政编码　100013

传真　010-64405750

廊坊市三友印务装订有限公司印刷

各地新华书店经销

开本 710×1000　1/16　印张 18　字数 264 千字

2018 年 10 月第 1 版　2018 年 10 月第 1 次印刷

书号　ISBN 978 – 7 – 5132 – 5098 – 6

定价　48.00 元

网址　www.cptcm.com

社 长 热 线　010-64405720

购 书 热 线　010-89535836

维 权 打 假　010-64405753

微信服务号　zgzyycbs

微商城网址　https：//kdt.im/LIdUGr

官方微博　http：//e.weibo.com/cptcm

天猫旗舰店网址　https：//zgzyycbs.tmall.com

如有印装质量问题请与本社出版部联系（010-64405510）

# 前言

　　中华优秀传统文化是中华民族的突出优势，而中医药学是"中华民族的瑰宝"，是"打开中华文明宝库的钥匙"，"凝聚着深邃的哲学智慧和中华民族几千年的健康理念及其实践经验"，博大精深，简便廉验，已成为中华文化软实力的代表。为了推进中医药文化的普及，增进中国人民乃至世界人民的健康，我们特别编撰了《中医养生重点专科名医科普丛书》。

　　本丛书一共分为8本。其中，《龙华中医谈养生》最为重要，具有提纲挈领的作用。此书对中医养生的精髓做了详尽的介绍，具体从中医养生的概念和特点、中医养生学发展简史、中医养生学的基本理论、中医养生的基本原则、五脏养生、情志养生、体质养生、环境与养生、起居作息与养生、睡眠养生、饮食养生、气功养生、针灸经络养生、药物养生、因人养生等方面，论述了中医养生的脉络发展、基本原理与基本方法，既有理论的探索，更注重对大众健康养生方法的指导。

　　另外7本分别是《龙华中医谈心病》《龙华中医谈肝病》《龙华中医谈肺病》《龙华中医谈肾病》《龙华中医谈脑病》

《龙华中医谈肿瘤》《龙华中医谈风湿病》。这7本书均采取问答体例，重在说明具体各科疾病诊疗过程中应注意的问题，如各科疾病的特征、发病机理、辅助检查资料的解读、西医基础治疗、临床治疗中常见的问题及处理、日常中医养生的方法与注意事项等，偏重实用，重在解决具体问题。

全套丛书既有宏观论述，又有微观内容，理论联系实际，选材精练，专业严谨，对大众养生健康具有较高的参考价值。对于书中的不足之处，欢迎大家提出宝贵的意见和建议，以便再版时进一步完善。最后，希望本套丛书的出版，能使大家强身健体，延年益寿。

肖臻　郑培永

2018年8月

内容提要

　　肺主一身之气，通调水道，朝百脉，主治节，与外界相通，易于受到侵害而致病，其健康状况对人们生活质量有很大影响。由于诸多原因，导致很多患者盲目治疗，以致疾病迁延难愈，甚至危及生命。有鉴于此，上海龙华医院中医肺病科集体编写了此书。

　　本书对呼吸系统常见问题进行了系统梳理，重点讲述中医如何防治肺病，养护肺脏，主要介绍了慢性阻塞性肺病、哮喘、肺结核、间质性肺病、肺癌、支气管扩张、肺脓肿、气胸这八大常见肺部疾病。全书采用问答形式，以求体例简明，形式生动，内容全面，读来一目了然。这些问题都来自临床一线诊疗过程中的经验集结，因此本书不仅对医疗专业人士来说是一本很实用的中医科普教材，对肺病患者而言也是一本很好的指导参考书，对于普及中医肺病防治经验，维护人民群众的健康意义重大。

目录

第五章 **肺脓肿** 145

第一章 慢性阻塞性肺疾病

1 **什么是慢性阻塞性肺疾病**

慢性阻塞性肺疾病（简称慢阻肺），系指多种慢性肺系疾病所致的临床综合征，包括慢性支气管炎、肺气肿等。简单来说就是：

慢——进行性的、无法完全可逆的慢性病。

阻——阻碍正常呼吸。

肺——一系列致命性肺病的总称。

2 **什么是慢性支气管炎**

慢性支气管炎是气管、支气管黏膜及其周围组织的慢性非特异性炎症，临床上以咳嗽、咳痰或伴喘息为特征，呈反复发作的慢性过程。

3 **什么是肺气肿**

肺气肿是指终末细支气管远端（呼吸性细支气管、肺泡管、肺泡囊和肺泡）的气道弹性减退，过度膨胀、充气和肺容积增大或同时伴有气道壁正常结构被破坏的病理状态。反复发作的慢性支气管炎可导致终末细支气管远端气腔过度膨胀伴有气道壁破坏，从而导致慢性阻塞性肺气肿，进而发展成慢性阻塞性肺疾病，最终可发展为肺心病。

1

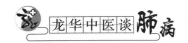

4 慢阻肺的危害有多大

（1）患病率高：40 岁以上的人群，每 1000 人就有 82 个患有慢阻肺。

（2）预后不良：我国每年因慢阻肺致残的人数多达 500 万～ 1000 万。

（3）死亡率高：我国每年因慢阻肺死亡的人数高达 100 万，排在疾病死亡率的第 3 位；全球平均每 10 秒就有一个人因慢阻肺死亡。

5 慢阻肺的典型症状有哪些

（1）慢性咳嗽：通常为首发症状，往往连续数年。

（2）咳痰：咳嗽与咳痰往往伴随出现。

（3）呼吸困难：这是慢阻肺的标志性症状，是慢阻肺患者焦虑不安的原因。慢阻肺患者的呼吸困难呈进行性加重。

（4）喘息与胸闷：部分患者会有喘息、胸部闷紧感，通常于劳累后发生。

（5）反复肺部感染：慢阻肺患者可反复出现肺部感染，尤其在季节交替时以及寒冷季节。

（6）全身症状：在疾病过程中，可能会发生全身症状，如体重下降、食欲减退、外周肌肉萎缩、精神抑郁或焦虑等。

6 慢阻肺分几级

我国常用的是慢阻肺严重程度分级标准，该标准以肺功能检查中的 FEV_1 和 FEV_1/FVC 两个数值的变化作为主要评级标准，将慢阻肺分为 4 级。

Ⅰ级——轻度慢阻肺：其特征为轻度气流受限（$FEV_1/FVC < 70\%$，但 $FEV_1 \geq 80\%$ 预计值），可伴有或不伴有咳嗽。此时，患者本人可能还没意识到自己的肺功能是异常的。

Ⅱ级——中度慢阻肺：其特征为气流受限进一步恶化（$FEV_1/FVC < 70\%$，$50\% \leq FEV_1 < 80\%$ 预计值），并有症状进展和气短，运动后气短更为明显。此时，由于呼吸困难引起疾病加重，患者常去医院就诊。

Ⅲ级——重度慢阻肺：其特征为气流受限进一步恶化（$FEV_1/FVC <$

70%，30% ≤ FEV_1 < 50% 预计值），气短加剧，并且反复出现急性加重，影响患者的生活质量。

Ⅳ级——极重度慢阻肺：为严重的气流受限（FEV_1/FVC < 70%，FEV_1 < 30% 预计值）或者合并有慢性呼吸衰竭。此时，患者的生活质量明显下降，如果出现急性加重则可能有生命危险。

7 慢阻肺患者为什么会咳嗽、咳痰

慢性咳嗽、咳痰常先于气流受限存在，但并不是所有的有咳嗽、咳痰症状的患者均是慢阻肺。

咳嗽是机体的一种自我防御机制，通过咳嗽可以清除呼吸道分泌物以及气道内异物，当呼吸道黏膜受到异物刺激或由于其他原因引起分泌物增多时，即可导致咳嗽，通过咳嗽将气道内的分泌物排出体外，此即我们常说的咳痰。当耳、鼻、咽、喉、气管、支气管、胸壁、肺等器官由于炎症、淤血、物理、化学等因素，刺激迷走神经、三叉神经以及舌咽神经所支配的黏膜时，皆可引起咳嗽。合并感染时痰量增多，往往有黄脓痰。

8 为什么慢阻肺患者会出现呼吸困难

所谓呼吸困难是指患者主观感觉到空气不够用、呼吸费力，客观上表现为呼吸用力，严重时出现张口呼吸、鼻翼扇动、端坐呼吸，甚至发绀等症状和体征，并且可以同时伴有呼吸频率、深度、节律的改变。

慢阻肺患者由于长期处于慢性炎症状态，肿胀的呼吸道及过多的分泌物，严重阻碍了气体的正常流通。空气吸不进来，又吐不出去，使得慢阻肺患者呼吸的每一口气都非常痛苦，患者像是长时间被掐紧脖子一样难受。这是因为：炎症等危险因素使支气管的组织结构遭到破坏，支气管管腔狭窄，气流受限；由于支气管管腔狭窄，吸气时支气管扩张，气体进入肺泡相对容易，呼气时支气管缩小，气体呼出困难；换气不足已经难以满足机体对氧气的需要，用力呼吸又增加了机体的氧耗，同时也增加了体内二氧化碳的代谢，加之因为呼气困难而无法排出，导致二氧化碳潴留，不仅使患者呼吸困难，还

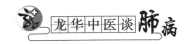

增加了呼吸性酸中毒的风险。

9 出现呼吸困难一定是慢阻肺吗

当然不是。呼吸困难包括肺源性呼吸困难、心源性呼吸困难、中毒性呼吸困难、神经性呼吸困难以及血源性呼吸困难等。

肺源性呼吸困难常见于：①气道阻塞，如喉、气管、支气管的炎症、水肿、肿瘤或异物所致的狭窄或阻塞及支气管哮喘、慢性阻塞性肺疾病等；②肺部疾病，如肺炎、肺脓肿、肺结核、肺不张、肺淤血、肺水肿、弥漫性肺间质疾病、细支气管肺泡癌等；③胸壁、胸廓、胸膜腔疾病，如胸壁炎症、严重胸廓畸形、胸腔积液、自发性气胸、广泛胸膜粘连、结核、外伤等；④神经肌肉疾病，如脊髓灰质炎病累及颈髓、急性多发性神经根神经炎和重症肌无力累及呼吸肌，药物导致呼吸肌麻痹等；⑤膈运动障碍，如膈麻痹、大量腹腔积液、腹腔巨大肿瘤、胃扩张和妊娠末期。

心源性呼吸困难常见于左心功能不全所致心源性肺水肿。左心功能不全造成的呼吸困难，是由于淤血导致肺循环毛细血管压升高，组织液聚集在肺泡和肺组织间隙中，而形成肺水肿。

中毒性呼吸困难常见于各种原因所致的酸中毒，均可使血中二氧化碳升高、pH 值降低，刺激外周化学感受器或直接兴奋呼吸中枢，增加呼吸通气量，表现为深而大的呼吸；呼吸抑制剂如吗啡、巴比妥类等中毒时，也可抑制呼吸中枢，使呼吸浅而慢。

血源性呼吸困难：患者多有重症贫血，可因红细胞减少，血氧不足而致气促，尤以活动后明显；大出血或休克时因缺血及血压下降，刺激呼吸中枢而引起呼吸困难。

神经精神性与肌病性呼吸困难：一般为重症脑部疾病如脑炎、脑血管意外、脑肿瘤等直接累及呼吸中枢，出现异常的呼吸节律，导致呼吸困难；重症肌无力危象引起呼吸肌麻痹，导致严重的呼吸困难；另外，癔症也可有呼吸困难发作，其特点是呼吸频率显著提高、呼吸表浅，因呼吸性碱中毒常伴有手足抽搐。

🔟 慢阻肺患者为什么会出现桶状胸

胸廓前后径增加，有时与左右径几乎相等，呈圆桶状，肋骨斜度变小，其与脊柱夹角常大于 45°，肋间隙增宽，腹上角增大，为桶状胸。见于严重肺气肿患者，亦可见于老年人或矮胖体型者。

慢阻肺患者因反复咳嗽、咳痰、呼吸困难，肺泡数量和肺泡周围毛细血管数量逐渐减少，进行气体交换的肺泡面积减小，严重损害了肺的呼吸功能，致使血氧含量降低。患者吸气时，气体尚能进入肺；呼气时，由于力量小，一部分气体不能被排出，滞留在肺内，时间久了，滞留在肺内的气体越来越多，肺部过度膨胀，就像吹气球一样，肺慢慢膨胀起来了，整个胸部体积增大，前后径增大，肋间隙变宽，使得整个胸廓的外形看上去像水桶，医学上称之为桶状胸，这是慢阻肺患者的一个特征。

1️⃣1️⃣ 为什么慢阻肺患者会出现紫绀

发绀是因血液中去氧血红蛋白增多而使皮肤和黏膜呈青紫色改变的一种表现，也称为紫绀。这种改变常发生在皮肤较薄、色素较少和毛细血管较丰富的部位，如唇、指（趾）、甲床等。

慢阻肺患者常常由于肺功能受损，不能有效地吸入氧气，使血液中还原血红蛋白增加，从而出现紫绀。

1️⃣2️⃣ 为什么慢阻肺患者活动后气短气急明显

慢阻肺患者按气短气急症状可分为 5 级。0 级：虽有不同程度的肺气肿，但活动如常人，日常生活照常，活动时无气短。1 级：一般劳动时出现气短。2 级：平地步行无气短，速度较快或登楼、上坡时，同龄健康人不觉气短而自己有气短。3 级：慢走不及百步即有气短。4 级：讲话或穿衣等轻微动作时即有气短。5 级：安静时出现气短，无法平卧。

正常人大约有 6 亿个肺泡，而一个人的一般活动仅需要 1/7 的肺泡，由此可见人体的肺脏有很大的潜力，医学上称为储备能力。当活动时，身体氧耗

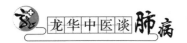

增大，同时产生大量二氧化碳，为满足机体需要，这就要动用机体的储备能力，调动整个肺脏，加强其工作，充分吸入氧气，排出二氧化碳。但慢阻肺患者，由于肺泡受损严重，肺泡功能丧失，储备能力下降，静息时，尚且能够维持机体需要，但是当活动时，氧耗增加，本身降低的肺功能无法满足机体需要，已经没有多余的储备能力可用来增加肺功能，故其在活动后气短气急更加明显。

13 慢阻肺是男性多发还是女性多发

从各种流行病学调查数据来看，男性多发。由钟南山组织的我国慢阻肺流行病学调查表明：我国 7 个城市 40 岁以上人群中，慢阻肺总的患病率是 8.2%，其中男性患病率是 12.4%，女性患病率是 5.1%。国外的调查结果也提示男性明显高于女性。

14 慢阻肺是城市多发还是农村多发

农村多发。由钟南山组织的我国慢阻肺流行病学调查表明：我国 7 个城市 40 岁以上人群中，慢阻肺总的患病率是 8.2%，在农村慢阻肺的患病率是 8.8%，城市是 7.8%，农村高于城市。

15 什么人易得慢阻肺

首先是吸烟者。"老烟枪"们更容易得慢阻肺，而且出现的呼吸道症状、肺功能受损程度以及患病后病死率都明显高于不吸烟的人，被动吸烟（吸二手烟）也会引起慢阻肺的发生。其次是长期接触室内空气污染的人。烧柴、室内火炉等因素污染室内空气，增加患慢阻肺的可能性。再者是长期在多烟雾或粉尘环境中工作的人。吸入职业性粉尘，接触浓度过高的有机、无机粉尘，化学剂和其他有害烟雾，或接触时间过长，均可引起慢阻肺的发生。此外，小时候经常有呼吸道感染或家族中有得慢阻肺的人，更容易患此病。

16 什么是被动吸烟

所谓被动吸烟就是我们平时所说的"吸二手烟"，是指在工作和生活中，周围的人们不自觉地吸入香烟中的尘粒以及各种有毒有害物质的过程，这种情况在我国很普遍。

17 被动吸烟有哪些危害

研究表明，被动吸烟的成年人患慢阻肺的概率比未被动吸烟的人高出 10% ～ 43%，患肺癌的概率竟比被动吸烟者高出 6 倍之多！据世界卫生组织估计，全球每年约有 20 万人因为在办公室吸入二手烟而死于相关疾病。

18 慢阻肺在什么季节容易发作

同其他呼吸系统疾病一样，慢阻肺也有其易发季节。一般来说，慢阻肺在冬春季节容易发作。

19 为什么慢阻肺冬季易发

冬季慢阻肺高发有多方面的原因。其一是因为冬季比较寒冷，人体在感寒状态下，机体的抵抗力就会下降，呼吸道的防御能力也会减弱，这就使得病原微生物有机可乘了。病原微生物趁机侵犯人体，导致呼吸道感染，从而引起慢阻肺的发生或者急性加重。其二是因为冬季污染天气较多。一般来讲，当能见度小于 10 千米就属于污染天气，5 ～ 10 千米属于轻度污染，2 ～ 5 千米属于中度污染，小于 2 千米属于重度污染天气。污染物主要是由平均直径只有 0.31 微米的细粒子大气气溶胶组成，这些气溶胶大部分可以被人体吸入，并在肺部和气道沉积，引发慢阻肺。其三是因为暖冬现象。由于暖冬气温比正常冬季高，这就使得各种致病菌、病毒繁殖活跃，更容易发生感冒、鼻炎、咽喉炎等上呼吸道感染，从而使得慢阻肺病情反复或加重。其四是因为冬季室内空气质量差。由于冬季燃煤、烧炭取暖增多，且开窗通风较少，因此室内空气质量较差，这也是慢阻肺发生及加重的危险因素。

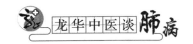

20 为什么春季慢阻肺高发

其一，与冬季一样，人体在春季也易发生呼吸道感染，尤其是病毒感染。因为春季气候转暖，万物复苏，同时各种致病菌繁殖活跃，容易发生流感、上呼吸道感染等，从而使得慢阻肺病情反复或加重。其二，春季许多植物开始散落花粉，春季多风，花粉随风飘落，易致过敏性鼻炎、过敏性哮喘发作，而此二种疾病与慢阻肺的发生具有非常密切的关系，所谓"同一气道，同一疾病"，如果不能得到有效的控制，则可能会发展成慢阻肺。

21 什么是气道高反应

气道高反应是指当气道遇到物理或者化学刺激时发生缩窄，这种刺激在正常人身上无反应或反应程度较轻微，而在某些人却会引起强烈的气道收缩。气道高反应性是阻塞性通气功能障碍和呼吸衰竭的一个重要因素。

22 气道高反应性与慢阻肺有关系吗

研究表明，具有气道高反应性的吸烟者更容易发展为慢阻肺。约 2/3 的轻度或者早期慢阻肺患者存在气道高反应性。近年来研究发现，20%～60%的慢阻肺患者存在气道高反应性，并且随着病情的发展，慢阻肺气道高反应性越高，FEV_1 下降越快，且气道高反应性增加与呼吸道症状的发展呈正相关。慢阻肺致气道高反应性主要与肺部病变有关：小气道在慢性炎症时管壁细胞增生、黏膜水肿，导致管道狭窄，致使收缩反应所致的气道阻力增加更多；肺气肿者肺泡壁在细支气管上的附着点减少、胸膜腔内压增高，使得小气道管腔缩小和变形，同时也增加由激动剂引起的气道阻力变化。

23 气流受限是如何发生的

气流受限是人体的气道在不同有害颗粒和有害气体刺激下引发的异常炎症反应。长期的慢性炎症刺激导致了支气管黏膜肥厚、腺体增生，并产生较多的痰液，晚期则可出现支气管扭曲变形、管腔狭窄，痰液排出不畅，进一步阻塞管腔，最终形成气流受限。

24 什么是慢阻肺急性加重期

在慢阻肺急性加重期，患者呼吸道症状超过日常变异范围而持续恶化，此时须改变药物治疗方案。在疾病过程中，患者常有短期内咳嗽、咳痰、气短和（或）喘息加重，痰量增多，为脓性或黏液脓性痰，可伴有发热等炎症明显加重的表现。

25 什么是慢阻肺稳定期

慢阻肺稳定期患者的咳嗽、咳痰和气短等症状稳定或症状轻微，病情基本恢复到急性加重前的状态。

26 在慢阻肺稳定期还需要治疗吗

在慢阻肺稳定期仍然需要治疗。因为慢阻肺是一种长期、慢性疾病，目前没有特效药。而且随着年龄增大，反复感染出现，疾病呈进行性加重的过程。因此在稳定期治疗尤为重要。

27 在慢阻肺稳定期治疗的目的是什么

（1）减轻当前症状：包括缓解症状、改善运动耐量和改善健康状况。

（2）降低未来风险：包括延缓疾病进展、防止和治疗急性加重和减少病死率。

28 慢阻肺能治愈吗

慢阻肺一旦确诊，则不能治愈。因为慢阻肺是一种进行性、不完全可逆的气流受限的肺部疾病，它造成的不只是肺功能上的改变，还有肺实质性改变。因肺气肿时，肺泡壁被损毁，导致细支气管的支撑结构丧失，呼气时细支气管出现塌陷。因此，肺气肿的气道狭窄是器质性和永久性的改变。

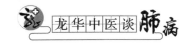

29 慢阻肺可以预防吗

尽管慢阻肺不能治愈，但它是可以预防和治疗的。

30 有什么办法预防慢阻肺的加重

尽管慢阻肺不能治愈，但它是可以预防和治疗的。可以从以下几个方面进行预防：①停止或者减少吸烟；②定期到医院进行慢阻肺疾病的相关检查；③远离有毒有害环境；④加强体育锻炼，提高机体素质，增强机体对外界环境变化的适应能力；⑤多食用富含维生素 A 及维生素 C 的食物，如胡萝卜、蛋白、动物肝脏以及新鲜的蔬菜、水果等食物，提高呼吸道黏膜的修复和抗病能力；⑥冬季要注意颈部保暖，保证上呼吸道有良好的血液循环；⑦可定期接种流感疫苗，减少上呼吸道感染的机会；⑧关注天气及空气质量预报，在空气污染严重的时候避免外出，在流感和呼吸道其他传染病流行期间减少外出，尽量不去人员密集的场所。

31 慢阻肺会传染吗

不会。慢阻肺不属于传染病范畴。传染病是指由各种病原体（病毒、细菌、衣原体、支原体、寄生虫等）引起的能在人与人、动物与动物或人与动物之间相互传播的一类疾病。慢阻肺是由于吸入有害物质或其他慢性呼吸道疾病长期不愈而造成的肺部炎症反应，其特征是气流受限不完全可逆、呈进行性发展。

32 慢阻肺是突然患上的吗

不是。慢阻肺是长年累月造成的气道进行性损害性病变，其病变的形成需要十几年甚至几十年之久。

33 慢阻肺会遗传给下一代吗

慢阻肺有一部分原因与遗传因素有关。但是由于慢阻肺发病年龄较晚，当其发病时，其父母或祖父母很少健在，难以提供典型的遗传病学研究资料。但现代研究表明，父母中有一个是慢阻肺患者的子女和亲代中没有慢阻肺的子女相比，前者慢阻肺患病率是后者的 3 倍。

34 慢阻肺患者早期是不是没有症状

慢阻肺患者的临床症状出现率为64.7%，即有约1/3的慢阻肺患者无症状。但事实上不是没有症状，而是症状已经出现，你却未留意。长期咳嗽、咳痰的人，尤其是吸烟者应警惕。

35 怀疑自己患有慢阻肺应做什么检查

临床诊断慢阻肺有一个客观指标——肺功能。对于抽烟的人或者长期在污染环境下工作的人需要定期做常规的肺功能检查，只要吹一口气就可以诊断出有没有得慢阻肺。建议 40 岁以上的中年人定期入院做肺功能检查，争取做到早发现，早治疗。

36 慢阻肺为什么会导致低氧血症

慢阻肺早期，病变主要在小气道，仅闭合容积增大，反映肺组织弹性阻力及小气道阻力的动态顺应性降低。简而言之，就是指残留在肺里的气体越来越多，使得小气道腔内容积增大，细小气道的弹性便相应减弱，进而造成肺组织的弹性降低。病变累积大气道时，肺通气功能障碍，最大通气量降低。随着病情发展，肺组织弹性日益减退，肺泡持续扩大，回缩障碍，则残气量增加。肺气肿加重导致大量肺泡周围的毛细血管受膨胀肺泡的挤压而退化，致使肺泡毛细血管大量减少，肺泡间血流减少，此时肺泡虽有通气，但因肺泡壁无血流灌注，导致生理无效通气量增大。由此，肺泡及毛细血管大量丧失，弥散面积减少，产生通气与血流比例失调，导致换气功能发生障碍，通气和换气功能障碍均可引起缺氧，进而引起低氧血症。

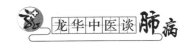

37 慢阻肺为什么会引起肺心病

肺心病是由于肺部疾病经久不愈，累及心脏而发生的疾病。也是慢阻肺常见的并发症之一。肺部损害以后，影响了气体交换，由于低氧加重，刺激肺血管的收缩，反复收缩的过程容易引起血管结构的变化，出现肺动脉压力的增高。肺动脉的压力持续增高容易引起右心室的负荷增加，久而久之就会出现右心室衰竭，我们把它称之为肺心病。

38 确诊慢阻肺后是否喘了才治疗，不喘就不要治疗了

当然不是。慢阻肺是一种慢性疾病，需要长期规范治疗，绝对不能喘了才治疗，不喘就停止治疗了。慢阻肺的治疗是一个长期过程，不可"三天打鱼两天晒网"，应"长治"才能"久安"。

39 慢阻肺如何自我诊断

（1）是否每天咳嗽数次？

（2）是否比同龄人更容易感觉气短？

（3）是否经常有痰？

（4）年龄是否超过 40 岁？

（5）现在是否吸烟，或者曾经吸烟？

如果有 ≥ 3 个问题的回答为"是"，建议向医生咨询是否需要做一次肺功能检查以确诊有无慢阻肺。

40 有慢阻肺的人会不会容易导致气胸

慢阻肺患者肺部有肺大泡、肺气肿改变，如肺大泡破裂，就会产生气胸。

41 慢阻肺的治疗原则是什么

急性发作期的治疗原则是积极控制感染、止咳祛痰、解痉止喘，要根据患者病情严重程度决定是否需要入院治疗。缓解期的治疗原则是预防感染，

规律药物治疗，戒烟，避免粉尘、烟雾及有害气体吸入。

42 慢阻肺常见的吸入药物有哪些

常见的吸入药物有以下几类：

β_2受体激动剂：分长效和短效两种，短效的有沙丁胺醇、特布他林等，可在数分钟内起效，疗效可持续4～5小时。长效的有福莫特罗、沙美特罗等，起效缓慢，作用可维持12小时以上。

抗胆碱能药：也有长效和短效两种，短效的有异丙托溴铵（爱全乐）等，起效比β_2受体激动剂慢，但持续时间较长。长效的有噻托溴铵（思力华），作用持续时间可达24小时以上。

β_2受体激动剂＋抗胆碱能药：复方异丙溴胺气雾剂（可必特）。

吸入激素：主要有氟替卡松、布地奈德、倍氯米松等。

吸入激素＋长效β_2受体激动剂：沙美特罗替卡松粉吸入剂（舒利迭）、布地奈德福莫特罗（信必可）。

43 慢阻肺常见用药的不良反应有哪些

（1）茶碱类：如氨茶碱，服用此类药物常会出现口干、心慌；偶有恶心、呕吐、易激动、失眠；极少数会有心律失常、抽搐。由于该类药物的治疗量与中毒剂量接近，故一定要严格遵医嘱服用。

（2）β_2受体激动剂：如沙丁胺醇（万托林），该类药物大量使用后可能会有心慌、手抖的症状出现，有时还会有低钾血症。如果连续吸入万托林8喷仍不能缓解需立即到医院就诊。

（3）胆碱能受体拮抗剂：如爱全乐，此类药物的不良反应相对较小，常见的有口干、便秘、排尿困难等。闭角型青光眼、前列腺增生以及肠梗阻患者应慎用。

（4）激素类：主要有口服和吸入两种类型，常用的口服型如泼尼松，其增减剂量要严格遵医嘱，长期服用可能出现血压升高、血糖升高、骨质疏松、消化道溃疡等；吸入型如布地奈德，不良反应较口服型少，主要是口咽部的

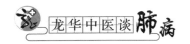

真菌感染、声音嘶哑等。

44 血糖偏高能使用吸入型激素治疗吗

可以使用，但是应密切监测血糖情况，如出现血糖波动明显，应到内分泌科调整。吸入激素的剂量小，而且绝大多数只经过呼吸系统，很少经过全身血液循环，故对全身不良反应小。故血糖升高的患者并非不能使用吸入型激素治疗。

45 骨质疏松的患者能使用吸入型激素治疗吗

可以使用，对慢阻肺来说，吸入式药物能更好起到治疗作用。

吸入式药物根据肺的特点制作，用吸入药物给患者一喷，可使药物直接作用于气道，起效迅速，且吸入激素的剂量小，绝大多数只经过呼吸系统，很少经过全身血液循环，故对全身不良反应小。故骨质疏松的患者并非不能使用吸入型激素治疗慢阻肺，但在积极治疗的同时应密切监测骨密度情况。

46 慢阻肺患者一定要用激素治疗吗

不一定。在慢阻肺稳定期，只有在 $FEV_1 < 50\%$ 预计值的患者才被推荐使用吸入型激素来控制炎症，改善症状和生命质量，避免再次突然急性加重，而且应联合长效的 β_2 受体激动剂。在急性加重期一般会短期内使用全身激素控制病情，而且仅仅在住院期间推荐使用。

47 什么是长期家庭氧疗

长期家庭氧疗（LTOT）是指患者在日常生活中需要长期低流量吸氧，慢阻肺患者多需进行家庭氧疗。

48 慢阻肺患者如何在家氧疗

首先要准确了解有无缺氧，慢阻肺患者可自备一个脉搏氧饱和度测定仪，这样可随时监测血氧情况，对自己的病情能够准确把握。若脉搏氧饱和度低于 90%，意味着出现了呼吸衰竭，此时必须进行氧疗。慢阻肺患者多适宜低流量（< 2L/min）持续氧疗。每天吸氧时间 > 15 小时；如果呼吸困难不是很严重，白天可以正常活动，晚上睡觉时进行氧疗。至于氧气的来源，目前主要有 3 种。压缩氧气瓶：有各种规格，瓶内所装为纯氧，配有减压器和流量计；液氧罐：此罐多为钛合金装置，质轻便于携带，供氧时间为 6 ～ 8 小时；制氧机：使空气中的氧和氮及其他惰性气体分离，氧流量一般在 1 ～ 3L/min 范围内，室内使用方便，无须定期更换，适合在家庭中做长期氧疗。

49 慢阻肺患者为什么要低流量吸氧

慢阻肺患者往往是缺氧伴二氧化碳潴留，采用低流量吸氧，是为了防止因缺氧状态迅速缓解而抑制呼吸中枢。慢性高碳酸血症患者呼吸中枢的化学感受器对二氧化碳反应性差，呼吸主要靠低氧血症对颈动脉体、主动脉体化学感受器的刺激来维持。若吸入较高浓度的氧气，使血氧迅速上升，低氧血症得到纠正，则失去了对外周化学感受器的刺激，便会使患者呼吸抑制，造成通气功能进一步恶化，二氧化碳上升，严重时会出现二氧化碳麻醉状态。

50 慢阻肺的预防分几级

分三级。一级预防：是预防和消灭疾病的根本措施。宣传吸烟有害健康，劝导吸烟者戒烟，戒烟是预防慢阻肺的重要措施，同时避免有害粉尘、烟雾或气体的吸入，预防呼吸道感染。二级预防：又称"三早"预防。即早发现、早诊断、早治疗，对于慢阻肺高危人群，应定期进行肺功能检查，从而早期发现慢阻肺并及时采取相应干预措施。三级预防，又称"临床预防"。主要是针对已患慢阻肺的患者，应按照呼吸科医生的建议，积极治疗，预防并发症，延缓病情恶化，促进功能恢复，提高生活质量，延长生命，降低急性发作率和病死率。

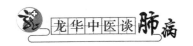

51 慢阻肺为什么会引起呼吸肌疲劳

顾名思义，呼吸肌就是指帮助呼吸的肌肉，主要是膈肌和肋间肌。还有一部分腹部、背部和颈部的肌肉，为呼吸辅助肌，只有用力呼吸时才参与辅助呼吸。慢阻肺患者，因为气道阻力持续增加，肺的过度通气，加之营养不良，微量元素缺乏、电解质紊乱、低氧血症、高碳酸血症等因素，使呼吸肌失养、收缩无力，造成呼吸肌疲劳。

52 慢阻肺急性加重期治疗有哪些注意事项

①引起慢阻肺急性加重的最常见原因是气管－支气管感染，主要是病毒、细菌感染。部分病例加重原因尚不确定。②对于慢阻肺严重患者，神志变化是病情恶化最重要指标，一旦出现需及时住院。③慢阻肺急性加重并有脓性痰是应用抗生素的指征。④低血压和／或高流量吸氧后氧分压不能上升至 60mmHg 以上提示肺栓塞可能。螺旋 CT 扫描和血管造影，或辅以 D－二聚体检查是诊断肺栓塞的主要手段。⑤如氧分压 < 50mmHg，二氧化碳分压 > 70mmHg，pH 值 < 7.30，提示病情危重，需加强监护或入 ICU 治疗。

53 中医怎么认识慢阻肺

慢阻肺归属于中医学"肺胀"范畴。中医学认为肺胀是由各种急慢性肺系疾病迁延而成，因长期反复咳喘，导致肺气胀满，呼吸不利，以咳嗽，气喘气急，胸闷，气短，胸部胀满膨隆，严重者出现心慌、水肿为主要临床表现的慢性肺系病证。

中医认为慢阻肺病变首先在肺，痰湿蕴肺，肺失宣肃，上逆为咳喘；肺病及脾，子耗母气，脾失健运，则肺脾两虚；肺为气之主，肾为气之根，肺伤及肾，肾气衰惫，摄纳无权，则气短不续，动则益甚。肾主水，水湿泛溢，上凌心肺则见喘肿心悸。肺虚治节失司，由气及血，血行涩滞，临床可见紫绀、舌质暗紫等症。

病理因素主要为痰浊、水饮与血瘀互为影响，兼见同病。痰的产生，病初由肺气郁滞，脾失健运，津液不归正化而成；渐因肺虚不能化津，脾虚不能转输，肾虚不能蒸化，痰浊潴留益甚，喘咳持续难已。久病由气入血，肺气壅闭，治节无权，血行瘀滞，导致痰瘀互结，血不利而为水，进一步造成痰、瘀、水互阻。

久病肺脾肾俱不足，易感外邪，临床多见感寒诱发，形成表里寒热、虚实夹杂之证。

54 中医治病辨虚实，为什么说慢阻肺的实质是"本虚标实"？如何兼顾"本虚"与"标实"

慢阻肺辨证不离本虚标实，痰、瘀、水为标，肺、脾、肾虚为本。早期脾虚不运，痰饮蕴肺，肺失宣肃，以咳嗽、咳痰为主症，治疗以健脾燥湿、化痰止咳为主，兼顾补益肺肾。慢性迁延期，肺失治节，由气及血，发展为痰凝气滞血瘀，以喘息、气急、胸闷为主症，治当活血平喘，兼顾补益肺气。久咳久喘，穷必及肾，肾虚不纳，表现为气急气喘加重，腰酸乏力，治当补肾纳气，兼顾补益肺脾。然"正虚之处便是容邪之所"，脾虚不运，血不利又为水，久病肝郁，木火刑金，正气不足，易感外邪，终成肝郁脾虚，肺实肾亏，水湿、痰饮、瘀血并见之寒热虚实错杂之证，温清补泻当随证治之，兼顾补益肺肾。

55 中医肺胀与哮病如何区别

肺胀与哮病的临床表现有类似之处，但哮病是一种发作性的痰鸣气喘疾患，常突然发病，可完全缓解，且以夜间发作多见。肺胀是由各种急慢性肺系疾病迁延而成，咳喘不可逆地进行性加重，不能完全缓解。哮病反复发作，迁延日久可以发展为肺胀。

56 中医如何对慢阻肺进行证候分类

慢阻肺的证候分类有基础证和临床常见证。基础证有 9 种，即寒饮证、

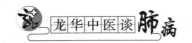
痰热证、痰湿证、血瘀证、肺气虚证、肺阴虚证、脾气虚证、肾气虚证、肾阴虚证，基础证可单独出现，但常常以复合形式出现。常见证候包括虚证类（肺气虚证、肺脾气虚证、肺肾气虚证、肺肾气阴两虚证）、实证类（风寒袭肺证、外寒内饮证、痰热壅肺证、痰浊阻肺证、痰蒙神窍证）、兼证类（血瘀证）等 3 类 10 个证候。

57 中医虚证类慢阻肺各证候的特征是什么

（1）肺气虚证

主症：咳嗽，喘息，气短，动则加重，乏力，易感冒。

次症：神疲，自汗，恶风，舌质淡，舌苔白，脉细、沉、弱。

（2）肺脾气虚证

主症：咳嗽，喘息，气短，动则加重，纳呆，乏力，易感冒，舌体胖大，有齿痕，舌质淡，舌苔白。

次症：神疲，食少，胃脘痞满，腹胀，便溏，自汗，恶风，脉沉、细、缓、弱。

（3）肺肾气虚证

主症：喘息，气短，动则加重，神疲，乏力，腰膝酸软，易感冒，舌质淡，舌苔白，脉细。

次症：恶风，自汗，面目虚浮，胸闷，头昏，耳鸣，小便频数，夜尿多，咳而遗尿，舌体胖大，有齿痕，脉沉、弱。

（4）肺肾气阴两虚证

主症：咳嗽，喘息，气短，动则加重，乏力，自汗，盗汗，腰膝酸软，易感冒，舌质红，脉细、数。

次症：干咳，痰少，咯痰不爽，口干，咽干，耳鸣，头昏或头晕，手足心热，舌质淡，舌苔少、花剥，脉弱、沉、缓、弦。

58 中医实证类慢阻肺各证候的特征是什么

（1）风寒袭肺证

主症：咳嗽，喘息，恶寒，痰白、清稀，舌苔薄白。

次症：发热，无汗，鼻塞、流清涕，肢体酸痛，脉浮紧。

（2）外寒内饮证

主症：咳嗽，喘息气急，痰多，痰白稀薄，有泡沫，胸闷，不能平卧，恶寒，舌苔白滑，脉弦紧。

次症：痰易咯出，喉中痰鸣，鼻塞，流清涕，无汗，肢体酸痛，脉浮。

（3）痰热壅肺证

主症：咳嗽，喘息气急，胸闷，痰多，痰黄或白黏干，咯痰不爽，舌质红，舌苔黄腻，脉滑数。

次症：胸痛，口渴喜冷饮，发热，大便秘结，舌苔厚。

（4）痰浊阻肺证

主症：咳嗽，喘息，痰多，痰白黏，口黏腻，舌苔白腻。

次症：气短，痰多泡沫，痰易咳出，胸闷，纳呆，食少，胃脘痞满，腹胀，舌质淡，脉弦滑。

（5）痰蒙神窍证

主症：喘息气促，神志恍惚、嗜睡、昏迷、谵妄，舌苔白、腻、黄。

次症：痰鸣，肢体瘛疭甚则抽搐，舌质暗红、绛、紫，脉滑、数。

59 中医慢阻肺血瘀兼证的特征是什么

主症：面色紫暗，唇甲青紫，舌质紫暗，舌质暗红，舌有瘀斑，舌下络脉迂曲、粗乱。

次症：胸闷痛，脉沉、涩。

60 慢阻肺的中医治疗原则是什么

总的治疗原则是扶正祛邪兼顾，分别缓急，辨清虚实和外感内伤。治疗应

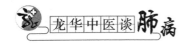

遵"急则治其标""缓则治其本"原则，急性加重期以清热、涤痰、活血、宣肺降气、开窍为主，兼顾益气阴。稳定期以益气（阳）、养阴为主，兼祛痰活血。具体施治时还应注意以下几点：①急则治其标，祛邪为主；②本虚扶正，兼顾阴阳；③证候兼夹转化者，灵活施治；④老年、久病，防止感邪恶化。

61 慢阻肺急性加重期如何具体辨证论治

（1）风寒袭肺证

症状：咳嗽，痰白，喘息，气短，动则加重，舌质淡，舌苔白，脉细、沉、弱。

治法：宣肺散寒，止咳平喘。

方药：三拗汤（《太平惠民合剂局方》）合止嗽散（《医学心悟》）加减。

（炙）麻黄9克，杏仁9克，荆芥9克，紫苏叶9克，白前9克，百部12克，桔梗9克，枳壳9克，陈皮9克，炙甘草6克。

加减：痰多白黏，舌苔白腻者，加法半夏9克，厚朴9克，茯苓12克；肢体酸痛甚者，加羌活9克，独活9克；头痛者，加白芷9克，藁本6克；喘息明显者，紫苏叶改为紫苏子9克，加厚朴9克。

中成药：通宣理肺丸，口服，每次7克（水蜜丸）或8～10丸（浓缩丸），每日2或3次。杏苏止咳颗粒，冲服，每次12克，每日3次。感冒疏风颗粒，口服，每次3克，每日2次。

（2）外寒内饮证

症状：咳嗽，喘息气急，痰多，痰白稀薄，有泡沫，喉中痰鸣，胸闷，不能平卧，恶寒，舌苔白、滑，脉弦、紧。

治法：疏风散寒，温肺化饮。

方药：小青龙汤（《伤寒论》）合半夏厚朴汤（《金匮要略》）加减。

（炙）麻黄9克，桂枝9克，干姜6克，白芍9克，细辛3克，法半夏9克，五味子6克，紫苏子9克，杏仁9克，厚朴9克，炙甘草6克。

加减：咳而上气，喉中如有水击声，加射干9克，款冬花9克；饮郁化热，烦躁口渴、口苦者，减桂枝，加石膏30克（先煎），黄芩9克，桑白皮

12 克；肢体酸痛者，加羌活 9 克，独活 9 克；头痛者，加白芷 9 克。

中成药：风寒咳嗽颗粒（冲剂），冲服，每次 5 克，每日 2 次。小青龙颗粒，冲服，每次 6 克（无糖型）或 13 克（含糖型），每日 3 次。

（3）痰热壅肺证

症状：咳嗽，喘息气急，胸闷，痰多，痰黄或白黏干，咯痰不爽，胸痛，口渴喜冷饮，发热，大便秘结，舌质红，舌苔黄、厚腻，脉滑、数。

治法：清肺化痰，降逆平喘。

方药：清气化痰丸（《医方考》）合贝母瓜蒌散（《医学心悟》）加减。

（全）瓜蒌 15 克，（清）半夏 9 克，浙贝母 9 克，栀子 9 克，桑白皮 12 克，黄芩 9 克，杏仁 9 克，白头翁 12 克，鱼腥草 18 克，麦冬 12 克，陈皮 9 克。

加减：痰鸣喘息而不得平卧者，加葶苈子 9 克（包煎），射干 9 克，桔梗 9 克；咳痰腥味者，加金荞麦（根）20 克，薏苡仁 12 克，桃仁 9 克，冬瓜子 12 克；痰多质黏稠、咯痰不爽者，减半夏，加百合 12 克，南沙参 12 克；胸闷痛明显者，加延胡索 9 克，赤芍 12 克，枳壳 12 克；大便秘结者，加（酒）大黄 9 克，枳实 9 克，厚朴 9 克，甚者加芒硝 9 克（冲服）；热甚烦躁、面红、汗出者，加石膏 30 克（先煎），知母 12 克；热盛伤阴者，加天花粉 12 克，生地黄 15 克，玄参 12 克；痰少质黏，口渴，舌红苔剥，脉细数，为气阴两虚，减半夏，加太子参 12 克，南沙参 12 克；兼外感风热者，加金银花 12 克，连翘 12 克，薄荷 6 克。亦可采用清热化痰方药（鱼腥草 30 克，苇茎 15 克，桑白皮 15 克，桔梗 10 克，陈皮 6 克，法半夏 10 克，虎杖 30 克）加减。兼有面色紫暗、口唇青紫、舌质紫暗、舌有瘀斑等血瘀证的患者，可采用通塞颗粒方 [葶苈子、地龙、（炙）麻黄、川贝母、（制）大黄、赤芍、生晒参、麦冬、石菖蒲等]。

中成药：蛇胆川贝液，口服，每次 10 毫升，每日 2 次。清气化痰丸，口服，每次 6 ～ 9 克，每日 3 次。清肺消炎丸，口服，每次 8 克，每日 3 次。痰热清注射液 20 ～ 40 毫升，静脉滴注，每日 2 次。

（4）痰浊阻肺证

症状：咳嗽，喘息，气短，痰多，痰白黏或多泡沫，易咳出，口黏腻，胸闷，纳呆，食少，胃脘痞满，腹胀，舌质淡，舌苔白腻，脉滑或弦。

治法：燥湿化痰，宣降肺气。

方药：半夏厚朴汤（《金匮要略》）合三子养亲汤（《韩氏医通》）加减。

法半夏 12 克，厚朴 9 克，陈皮 9 克，薤白 12 克，茯苓 15 克，枳壳 9 克，芥子 9 克，紫苏子 9 克，莱菔子 9 克，豆蔻 6 克（后下），生姜 6 克。

加减：痰多咳喘，胸闷不得卧者，加麻黄 6 克，葶苈子 9 克（包煎）；脘腹胀闷，加木香 9 克，（焦）槟榔 9 克；便溏者，减紫苏子、莱菔子，加白术 12 克，泽泻 9 克，葛根 9 克；大便秘结，加（焦）槟榔 12 克，枳实 9 克；外感风热者，减薤白，加金银花 9 克，连翘 12 克，僵蚕 9 克；外感风寒者，加麻黄 6 克，荆芥 9 克，防风 9 克。

中成药：桂龙咳喘宁胶囊，口服，每次 5 粒，每日 3 次。咳喘顺丸，口服，每次 5 克，每日 3 次。苓桂咳喘宁胶囊，口服，每次 5 粒，每日 3 次。苏子降气丸，口服，每次 6 克，每日 2 次。

（5）痰蒙神窍证

症状：喘息气促，喉间痰鸣，神志恍惚、嗜睡、昏迷、谵妄，肢体瘛疭甚则抽搐，舌质暗红或绛紫，舌苔白腻或黄腻，脉滑数。

治法：豁痰开窍。

方药：涤痰汤（《奇效良方》）加减。

（清）半夏 9 克，天南星 6 克，天竺黄 6 克，茯苓 15 克，陈皮 9 克，枳实 9 克，丹参 15 克，人参 9 克，石菖蒲 6 克，细辛 3 克，生姜 6 克。

加减：舌苔白腻有寒象者，加用苏合香丸 3 克，姜汤或温开水送服，每次 1 丸，每日 1 次或 2 次；痰热内盛，身热，谵语，舌红绛、苔黄者，加水牛角 30 克（先煎），玄参 12 克，连翘 12 克，黄连 6 克，（焦）栀子 9 克，或加用安宫牛黄丸或至宝丹；腑气不通者，加（生）大黄 6 克（后下），芒硝 9 克（冲服）；抽搐明显者，加钩藤 9 克（后下），全蝎 6 克，地龙 12 克，羚羊角（粉）0.6 克（冲服）。痰蒙神窍偏于痰热证，病机以痰、热、瘀为主，治以清热豁痰，活血开窍，可采用涤痰汤合千金苇茎汤加减（苇茎、杏仁、石菖蒲、胆南星、薏苡仁、桃仁、虎杖、鱼腥草、竹茹等）联合清开灵注射液、香丹注射液。

中成药：偏痰浊蒙窍者，以苏合香丸口服或鼻饲，每次 3 克，每日 1 或 2 次。偏痰热蒙窍者，以安宫牛黄丸或局方至宝丸，口服或鼻饲，每次 3 克，每日 1 或 2 次；清开灵注射液 20～40 毫升或醒脑静注射液 20 毫升，静脉滴注，每日 2 次。

62 慢阻肺稳定期如何具体辨证论治

（1）肺气虚证

主症：咳嗽，乏力，易感冒，喘息，气短，动则加重，神疲，自汗，恶风，舌质淡，舌苔白，脉细、沉、弱。

治法：补肺益气固卫。

方药：人参胡桃汤（《济生方》）合人参养肺丸（《证治准绳》）加减。

党参 15 克，黄芪 15 克，白术 12 克，核桃仁 15 克，百部 9 克，川贝母 9 克，杏仁 9 克，厚朴 9 克，紫苏子 9 克，地龙 12 克，陈皮 9 克，桔梗 9 克，炙甘草 6 克。

加减：咳嗽痰多、舌苔白腻者，减黄芪、川贝母、百部，加法半夏 9 克，茯苓 15 克；自汗甚者，加浮小麦 15 克，（煅）牡蛎 15 克（先煎）；寒热起伏、营卫不和者，加桂枝 6 克，白芍 9 克。

中成药：玉屏风颗粒，冲服，每次 5 克，每日 3 次。黄芪颗粒，冲服，每次 4 克，每日 2 次。

（2）肺脾气虚证

症状：咳嗽，喘息，气短，动则加重，神疲乏力，自汗，恶风，纳呆，食少，胃脘痞满，腹胀，便溏，舌体胖大，有齿痕，舌质淡，舌苔白，脉沉、细、缓、弱。

治法：补肺健脾，降气化痰。

方药：六君子汤（《校注妇人良方》）合黄芪补中汤（《医学发明》）加减。

党参 15 克，黄芪 15 克，白术 12 克，茯苓 12 克，杏仁 9 克，川贝母 9 克，地龙 12 克，厚朴 9 克，紫菀 9 克，紫苏子 9 克，淫羊藿 6 克，陈皮 9 克，炙甘草 6 克。

加减：咳嗽痰多、舌苔白腻者，减黄芪，加法半夏12克，豆蔻9克（后下）；咳痰稀薄，畏风寒者，加干姜9克，细辛2克；纳差食少明显者，加神曲12克，豆蔻12克，（炒）麦芽12克；脘腹胀闷，减黄芪，加木香9克，莱菔子9克，豆蔻9克；大便溏者，减紫菀、杏仁，加葛根9克，泽泻12克，芡实15克；自汗甚者，加浮小麦15克，（煅）牡蛎20克（先煎）。

中成药：慢支固本颗粒，口服，每次10克，每日2次。玉屏风冲剂，冲服，每次5克，每日3次。金咳息胶囊，口服，每次4粒，每日3次。

（3）肺肾气虚证

症状：喘息，气短，动则加重，神疲，乏力，恶风，自汗，腰膝酸软，易感冒，面目虚浮，胸闷，头昏，耳鸣，小便频数，夜尿多，咳而遗尿，舌体胖大，有齿痕，舌质淡，舌苔白，脉沉、弱、细。

治法：补肾益肺，纳气定喘。

方药：人参补肺饮（《症因脉治》）加减。

人参9克，黄芪15克，枸杞子12克，山茱萸9克，五味子9克，淫羊藿9克，浙贝母9克，紫苏子9克，赤芍12克，地龙12克，陈皮9克，炙甘草6克。

加减：咳嗽明显者，加（炙）紫菀12克，杏仁12克；咳嗽痰多、舌苔白腻者，加法半夏9克，茯苓15克；动则喘甚者，加蛤蚧粉2克（冲服）；面目虚浮、畏风寒者，加肉桂5克（后下）、泽泻9克，茯苓12克；腰膝酸软者，加菟丝子12克，杜仲12克；小便频数明显者，加益智仁9克，金樱子12克；畏寒，肢体欠温者，加（制）附子9克（先煎）、干姜6克。也可采用调补肺肾方：冬虫夏草3克（单煎），五味子9克，丹参9克，茯苓15克，山茱萸9克，淫羊藿9克，枸杞子12克加减。

中成药：固肾定喘丸，口服，每次1.5～2克，每日2次或3次。固本咳喘胶囊，口服，每次3粒，每日3次。百令胶囊，口服，每次5～15粒，每日3次。气虚甚而肾阳虚者，右归丸，口服，每次9克，每日3次。

（4）肺肾气阴两虚证

症状：咳嗽，干咳，痰少，咯痰不爽，喘息，气短，动则加重，乏力，口干，咽干，手足心热，自汗，盗汗，腰膝酸软，耳鸣，头昏或头晕，易感冒，舌质淡或红，舌苔少、花剥，脉细数、弱或沉。

治法：补肺滋肾，纳气定喘。

方药：保元汤（《景岳全书》）合人参补肺汤（《证治准绳》）加减。

人参9克，黄芪15克，黄精15克，（熟）地黄15克，枸杞子12克，麦冬15克，五味子9克，肉桂3克（后下），紫苏子9克，浙贝母12克，牡丹皮9克，地龙12克，百部9克，陈皮9克，炙甘草6克。

加减：咳甚者，加（炙）枇杷叶12克，杏仁9克；痰黏难咯明显者，加百合15克，玉竹12克，南沙参12克；手足心热甚者，加知母9克，黄柏9克，地骨皮12克，鳖甲15克；盗汗者，加（煅）牡蛎20克（先煎），糯稻根（须）15克。

中成药：生脉饮口服液，口服，每次10毫升，每日3次；百令胶囊，口服，每次2～6粒，每日3次。偏肺阴虚而有燥热者，养阴清肺丸，口服，每次6～9克，每日2次。偏肺肾阴虚者，百合固金丸，口服，每次9克，每日2次；麦味地黄丸，口服，每次8粒，每日2次或3次。偏肺肾阴虚而内热咳喘者，蛤蚧定喘丸（水蜜丸），口服，每次6克，每日2次。偏肾阴虚者，左归丸口服，每次9克，每日2次。

63 慢阻肺瘀血兼证如何辨治

症状：面色紫暗，唇甲青紫，胸闷刺痛，舌质紫暗或暗红，舌有瘀斑，舌下络脉迂曲、粗乱。脉沉、涩。

治法：活血化瘀。

方药：川芎9克，赤芍12克，桃仁9克，红花9克，莪术9克。

中成药：可选用血府逐瘀口服液（胶囊），口服，每次10毫升或6粒，每日3次。

64 如果慢阻肺患者接受了西医治疗，可以同时搭配中药吗

当然可以，多个较高质量级别的证据表明，采用中医药或中西医结合治

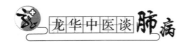

疗慢阻肺，尤其是在稳定期具有明显的疗效，表现在改善症状、减少急性加重、提高运动能力和生活质量等方面，其疗效均好于单纯西医治疗。

65 节气变化时，慢阻肺患者如何自我防护

（1）防范烟害：吸烟直接损伤呼吸道黏膜，是引起慢阻肺的主要原因。烟辛热有毒，吸烟伤肺耗气损阴，炼液生痰。此外，汽车尾气、烟雾粉尘等，皆可引起发作。慢阻肺患者要戒烟，远离二手烟；不去空气污染的地方，大气污染严重时不外出。

（2）康复锻炼：不少慢阻肺患者天气一冷便缩在屋里"猫冬"，不敢出门活动。久坐久卧不动，耗损正气。患者要适度运动，如散步、慢跑、打太极拳、做健身操、踏车等，循序渐进。同时与耐寒锻炼相结合。可有效增强体质，改善气道营养，提高对外界气候变化的抵抗力，防止慢阻肺发作。

（3）腹式呼吸：中医养生有"呼吸到脐，寿与天齐"之言，这便是腹式呼吸。患者仰卧床上，放松肢体，思想集中。由鼻深长而缓慢吸气（鼓起肚皮）3～5秒，屏息1秒，然后由嘴徐徐将气呼出（回缩肚子）3～5秒，屏息1秒。每次5～15分钟，做30分钟最好，每天1～2次。腹式呼吸可使肺泡得到锻炼，改善肺功能增加肺活量，利于康复。

（4）起居有常：起居有常，不妄作劳，是养生法宝。对慢阻肺患者来说，作息有时、活动中节、劳逸适度、保证睡眠、顺应天时等，有利于生命节律的正常运转，和谐平衡，是防范发作的有效方法。

（5）防范上感：慢阻肺患者多正气虚弱，稍受寒冷刺激，抵抗力下降，引起上呼吸道感染，会导致慢阻肺急性发作，使病情恶化。因此，慢阻肺患者在一年四季，特别是晚秋，冬天和早春，要注意养生防寒保暖。在雨雪霏霏或多雾的天气，不要外出。当地有呼吸道传染病流行时，不要到人多拥挤的公共场所去，以减少感染机会。

（6）主动咳痰：慢阻肺患者气管内分泌物增多，痰液滞留，易造成呼吸道阻塞，加重呼吸困难，要鼓励患者有痰尽量咳出来。对于无力咳痰的老年患者，可采取坐位或俯卧位，医务人员或家属将手掌蜷曲呈覆碗状，自胸廓

边缘向中间，胸下部向上中部有节奏地拍击，增加空气振动力量的同时，让患者自动咳嗽，或在患者用力咳嗽时用双手用力压迫下胸部或上腹部以增加膈肌的跳弹力量，促使痰咳出，保证呼吸通畅。若因呼吸道湿化不足，痰液黏稠不易咳出，要及时给予祛痰止咳药物。

（7）加强营养：多数慢阻肺患者气血两虚，易因感冒而复发。在膳食平衡养生的基础上要适当增加蛋白质、脂肪、碳水化合物、维生素和锌、铁、钙等营养素的摄入，以保证身体的需求。对食欲不好，消化吸收差的患者，必要时可静脉输入脂肪乳、多种氨基酸等，有助于改善机体营养状况，提高免疫力，促进康复。

66 慢阻肺患者为什么要排痰

因为大多数慢阻肺患者的各器官系统功能均有不同程度的减退，机体抵抗力下降，呼吸道黏膜萎缩，纤毛运动不良，极易因外界因素诱发肺部感染。又因咳嗽、咳痰能力下降使分泌物潴留，阻塞气道，继而严重降低肺部的气体交换功能，从而使疾病久治不愈。所以，对慢阻肺患者尤其是高龄患者，有效协助其排痰，清除气道分泌物，可以缩短病程，减轻患者痛苦，并可有效地预防呼吸衰竭、肺不张及呼吸道再次感染。

67 慢阻肺患者如何排痰

临床常见的排痰方法有两种，即药物排痰法和物理排痰法。所谓药物排痰法就是指患者在医生的指导下使用口服药物或者雾化吸入药物，稀释气道内的痰液，加速纤毛摆动，以促进痰液的排出。物理排痰法是指借助人工及外界器械，对患者身体的一定部位进行叩击，对附着在支气管黏膜表面的黏液和代谢产物起松弛作用，使其能较为顺利地排出体外。临床上排痰常是以药物排痰结合物理排痰两者联合使用。

68 哪些中药有助于化痰排痰

半夏、橘红、瓜蒌、贝母、金沸草、白前、前胡、桔梗、旋覆花、皂角

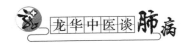

刺、莱菔子、白芥子、天南星、竹茹、海浮石、海蛤壳、礞石、海藻等。

69 哪些中药有助于气道解痉平喘

麻黄、樟叶油、山苍子油、苦甘草、苦参、椒目、胡颓子、七叶莲、少年红、艾叶油、芸香草、地龙等。

70 哪些中药有助于利水消肿

薏苡仁、猪苓、茯苓、车前子、车前草、金钱草、泽泻、泽漆、滑石、冬瓜皮等。

71 什么是冬病夏治

所谓的冬病夏治中的冬是阴，夏是阳，所谓的"冬病"就是某些容易发生在冬季或在冬季容易加重的虚弱型的疾病。

由于患者机体素来阳气不足，又值冬季外界气候阴盛阳衰，以致正气不能祛邪于外，或重感阴寒之邪，造成一些慢性疾病如慢性咳嗽、哮症、喘症、慢性泄泻、关节冷痛、怕冷、体虚易感等反复发作或加重。

"夏治"是指在夏季三伏时令，自然界和机体阳气最旺之时，通过温补阳气，散寒驱邪，活血通络等治疗措施，一方面能增强机体抵抗病邪能力，另一方面又有助于祛除阴寒之病邪，从而达到治疗或预防上述疾病的目的。

72 冬病夏治的原理是什么

冬病夏治的原理归结起来有两条：一是针对寒邪；二是针对体质虚寒。自然界存在许多致病因子，古人将之概括为风、寒、暑、湿、燥、火，称为"六淫"，其中寒邪引发的病，多发病于冬季。如哮喘、慢阻肺、慢性支气管炎、反复感冒、心绞痛、风湿性关节炎、慢性腹泻、冻疮等寒性病症。将这些冬天好发的疾病于未发病而且阳气旺盛的夏季进行治疗和调摄，会取得事半功倍的效果，使人冬天少发病或者不发病。疾病应时而生，也要择时而治。

"冬病夏治"符合中医天人合一的理论。夏天人体的腠理开,经络气血流通旺盛,在这个时候用药治病,药物能够得到很好的吸收,随着气血经络到达病变部位,就能够起到治疗和预防的目的。

73 慢阻肺患者均可进行"冬病夏治"吗

不是的,冬病夏治主要是针对寒邪致病和体质虚寒者进行的。慢阻肺患者证属气虚证、寒证的可以进行冬病夏治,对于证属阴虚证、痰热证的患者则不适合进行冬病夏治。此外,孕妇,有严重心肺功能疾患者,对药物过敏者,皮肤长有疱、疖以及皮肤有破损者,疾病发作期(如发烧、正在咳喘等)的患者就不适合进行冬病夏治。

74 慢阻肺患者可以进行"冬病冬治"吗

可以。"冬病夏治"可有效缓解病情,帮患者平安过冬。

75 慢阻肺患者可以做敷贴治疗吗

可以。敷贴疗法是运用具有挥发性成分的中草药,利用人体皮肤吸收作用的原理,将药物置于皮肤表面,通过透皮吸收,达到治疗和预防疾病的作用,无创伤,无副作用,对慢阻肺是一种有效而简便易行的辅助治疗和长期保健方法。

76 慢阻肺患者如何进行敷贴治疗

慢阻肺在秋冬寒冷季节容易发病,或症状加重,多属脾肾阳虚,本虚标实。本病由于脾肾阳气虚弱,不能运化水湿,痰饮久伏,因此具有秋冬重、春夏轻的特点。根据《黄帝内经》"春夏养阳,秋冬养阴"理论指导,在夏季补肺健脾温肾以扶助正气,祛痰化饮以清除伏邪,可以收到事半功倍的效果。可取天突、大椎、肺俞、脾俞、肾俞、定喘等穴,以半夏、细辛、干姜、白芥子、生姜等药制成药饼,于三伏气候炎热之时进行穴位贴敷,即所谓冬病夏治。也可于三九寒冬之时进行穴位贴敷,即所谓的冬病冬治。

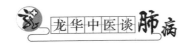

77 慢阻肺患者可以服用膏方吗

可以。膏方又叫膏剂，以其剂型为名，属于中医里丸、散、膏、丹、酒、露、汤、锭八种剂型之一。膏方是一种具有高级营养滋补和治疗预防综合作用的成药。它是在大型复方汤剂的基础上，根据人的不同体质、不同临床表现而确立不同处方，经浓煎后掺入某些辅料而制成的一种稠厚状半流质或冻状剂型。慢阻肺稳定期患者采用中医药治疗已成为近年来的热点，其有效性与安全性得到初步临床认证。根据"虚则补之""缓则治其本"的原则，在稳定期主要采取扶正固本的方法，膏方是较理想的选择。

78 服用膏方对慢阻肺患者有用吗

有用。慢阻肺具有"久病多虚"，反复发作，累及全身脏腑的特点，应当长期服用中药整体调整，扶正固本，标本兼治。中医膏方"全面兼顾、以衡为补"，既能够通过补益气血、养肺卫外、健脾益肾等增强体质、提高免疫防寒能力，同时又能根据病情祛邪化痰、通窍利咽、化瘀抗纤、止咳平喘、预防感染、治标疗疾，通过中医辨证论治得出的膏方，可以达到标本兼顾、扶正固本，预防慢阻肺反复发作、抑制病情恶化进展的效果，充分体现了中医"治未病"的思想。

79 膏方在治疗慢阻肺方面有哪些功效

膏方调治慢阻肺疗效确切，有相当大的优势，其作用主要体现在以下几个方面：①减少感冒的发生。通过膏方进行补益肺脾，扶助正气，达到实表固卫的效果，从而使感冒的发生明显减少，进一步减少了由感冒引起的本病急性加重的概率。②减少发作、加重次数。以健脾益肾、扶正固本为治则，结合清肺化痰、活血化瘀、止咳平喘、宣肺理气等法则，足以改善正虚邪实、虚实夹杂的局面，从而起到控制或减少发作的效果。③减轻发作的严重程度。通过膏方治疗，使每次发作的持续时间减少、症状的严重程度减轻、治疗强度下降，减少住院次数。④改善生活质量。减少、减轻发作本身就是改善生活质量的最有效途径。⑤有一定保护肺功能的作用。

80　膏方必须在冬季服用吗

不是。虽然中医认为春生、夏长、秋收、冬藏，根据中医理论，冬季是一年四季中进补的最好季节，而冬令进补，更以膏方为最佳。实际上，运用膏方进行冬令滋补是其使用的一个方面，另一方面，由于膏方既有滋补身体的作用，又有治疗预防的功效，因此，即使不在冬季，如处在慢性损耗性疾病的过程中或大病后，手术后，患者身体非常虚弱时，也可以采用膏方调治。根据虚弱情况，进行中医辨证，在滋补的同时，配合理气、和血、调中、化浊、通腑、安神、固涩、通络等药物一起使用。

81　如何正确服用膏方

取适量膏滋，放在杯中，将白开水冲入搅匀，使之溶化，服下。如果方中用熟地黄、山茱萸、巴戟天等滋腻药较多，且配药中胶类剂量又较大，则膏药黏稠较难烊化，应该用开水炖烊后再服。根据病情需要，也可将温热的黄酒冲入服用。调服：将胶剂如阿胶、鹿角胶等研细末，用适当的汤药或黄酒等，隔水炖热，调好和匀服下。噙化：亦称"含化"。将膏滋含在口中，让药慢慢在口中溶化，发挥药效，如治疗慢性咽炎所用的青果膏等。

82　服用膏方以哪个时间段最适宜

服用膏方最适宜于空腹冲服。空腹服其优点是可使药物迅速入肠，并保持较高浓度而迅速发挥药效。滋腻补益药，宜空腹服，如空腹时服用肠胃有不适感，可以改在半饥半饱时服用。

83　膏方每次服用剂量多少为宜

服药剂量的多少，应根据膏方的性质、疾病的轻重以及患者体质强弱等情况决定。一般每次服用膏方取常用汤匙 1 匙为准（合 15 ～ 20 毫升）。

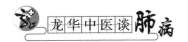

84 什么情况下不能服用膏方

当出现滋腻碍胃，纳食减少；不思饮食，腹部胀满；齿浮口苦、鼻衄、面部烘热、大便秘结、困倦、低热、皮疹等症状时应暂停服用膏方。此外，对于湿盛苔腻，肝火旺，口干口苦的患者，当停用或缓用膏方。

85 慢阻肺患者的饮食原则是什么

慢性阻塞性肺疾病患者体重减轻和营养状况不佳是普遍存在的现象。

（1）首先要安排好进食环境。例如，在进食前适当休息以减少缺氧的发生。如果病情严重，在进食前和进食之后应吸氧 3～5 分钟。

（2）本病虽宜补养，但是只能清补。应少食多餐，以软食为主。

（3）要安排好食谱，提倡高蛋白、高脂肪、低碳水化合物（糖类和淀粉类）饮食。

（4）慢阻肺患者应多食用健康食物，如蔬菜、水果、粗粮，这些食物有助于消化，保持血糖、血脂在正常水平。

（5）可适当给予多种维生素，但以补充维生素 A、B 族维生素、维生素 C 为主。菠菜、西红柿、柑橘及带绿叶的各类蔬菜含有较多这类维生素，可适当选用。

86 食疗可以帮助治疗慢阻肺吗

可以。食疗又称食治，即利用食物来影响机体各方面的功能，使其获得健康或愈疾防病的一种方法。通常认为，食物是为人体提供生长发育和健康生存所需的各种营养素的可食性物质。也就是说，食物最主要的作用是提供营养。其实不然，中医很早就认识到食物不仅能提供营养，而且还能疗疾祛病。如近代医家张锡纯在《医学衷中参西录》中曾指出，食物"病人服之，不但疗病，并可充饥"。慢阻肺患者应遵循健康的饮食原则，采取相应的食疗方法，保持理想的体重。食疗可辅助治疗慢阻肺，缓解症状，同时可提高抵抗力，预防感染。

87 慢阻肺患者有什么饮食禁忌

忌用烟酒，忌食辛辣、生冷、咸甜之品，有水肿的应保持低盐或无盐饮食。因为上述烟酒及辛辣食品均可使气管、支气管扩张，使呼吸道黏膜充血、水肿、分泌物增多，甚至导致气管及支气管平滑肌痉挛，轻则使咳嗽增加，痰量增多；严重者往往造成呼吸道通气功能障碍而出现气喘、呼吸困难、发绀等症，使病情加重。此外，痰饮较多的虚寒型患者，也不宜食用生冷瓜果，如西瓜、苦瓜等；痰热型患者不宜食用煎、炸、炙烤食品，如炸鱼、烧蟹、炙虾等食物。各种含糖多的甜品，往往助生痰饮，最好少吃；辣椒、大蒜、韭菜等辛辣食物，食之令人气上逆，亦应少食；生枣、石榴等食之令人气壅生胀，均不宜食用。

88 慢阻肺患者可以选择哪些食疗方

（1）冰糖杏仁糊：润肺祛痰，止咳平喘，下气润肠。冰糖 50 克，杏仁 50 克，磨粉，开水冲服，每次 12 克，连服数天。冰糖性平、味甘，入脾、肺经，和胃润肺，止咳化痰。杏仁既有发散风寒，又有下气除喘之功。

（2）鸭梨炖冰糖：润肺止咳。鸭梨 1 只、冰糖适量，同放入锅内蒸，待开锅后，再蒸 15 分钟，一次食用。鸭梨性寒、味甘，有润肺止咳的作用。冰糖亦有润肺止咳的功效。

（3）白果花生大枣方：润肺止咳，平喘和胃。白果 30 克，花生米 30 克，大枣 30 克，冰糖适量。煎水代茶饮。本品适用于气喘日久患者。

（4）松桃饮：补肾纳气，润肺止咳。松子 30 克，胡桃肉 30 克，蜂蜜 15 克。煎水代茶饮。

（5）银耳汤：滋阴润肺。银耳 3～6 克，冰糖 25 克，大枣 10 枚。银耳泡开、洗净，浸泡两小时以上；大枣刷洗干净，泡水备用。银耳放入高压锅中，上汽后再加热 30 分钟，关火自然排气，加入大枣，盖上盖子，上汽后再加热 10 分钟，关火自然排气，打开后放入冰糖。此汤适用于气喘干咳或痰中带血患者。

（6）虫草老鸭汤：滋补肺肾。冬虫夏草 5 克，老鸭半只、姜 1 块、大葱一根、料酒适量。冬虫夏草用清水洗净泥沙，老鸭洗净，切块，炖锅内放入姜、大葱，烧开，下老鸭和虫草。再次把水烧开，改小火慢熬，熬至熟透，鸭肉变软即可。鸭肉性微凉、味甘，能滋阴清热，冬虫夏草性偏温、味甘，滋肺补肾，止血化痰。本品用于久喘、气短、食少者。

（7）川贝冰糖柑：补肺化痰。广柑一个（去皮、核，压碎），川贝粉6克，冰糖 20 克，同放入锅内蒸，待水开上汽后，再蒸 20 分钟，一次食用。本品用于慢阻肺虚证患者。

（8）桑叶杏仁饮：清热润肺。取桑叶 10 克，杏仁、沙参各 6 克，浙贝母3 克，梨皮 15 克，冰糖 10 克，煎水代茶饮。本品用于慢阻肺急性感染后余热未清者。

（9）萝卜猪肺汤：清肺化痰。萝卜 500 克，杏仁 15 克，白果 6 克，猪肺250 克，微火炖至烂熟，加少许盐，分 2 次服用，隔日一次。本品用于痰热犯肺、咳喘痰鸣、口苦咽干、痰黏稠不易咳出者。

（10）鲤鱼蔻仁汤：利水消肿，化痰止咳。鲤鱼一条（半斤以上），白蔻仁 4 克。鱼去鳞去内脏洗净，将白蔻仁放入鱼腹中，加少许生姜片、盐少许调味，煮汤分两次服。本品用于胸腹胀满，浮肿，咳喘痰多、清稀易咳者。

89 慢阻肺患者可以应用气功治疗吗

可以的。保肺功是全国名老中医——邵长荣先生结合气功和呼吸操的原理和步骤，整理创制的呼吸肌的锻炼功法，把练意志、练吐纳和手足躯体的体操活动配合起来，锻炼呼吸肌，使呼吸运动深、长、细、匀。先生临床研究发现，补肾药物治疗配合保肺功锻炼对改善症状、提高生活质量有重要作用。具体练习如下：

第一节：开肺纳气。双拳紧握，靠身旁两侧，两脚等肩宽，两拳随纳气上举，到顶，纳气毕，两脚跟抬起，双拳随呼气放开。收拳，向下，再紧靠身旁，逼余气呼尽。重复 3 次。

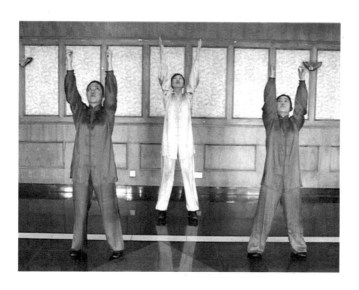

第二节：静息坐功。坐凳外半，两脚等肩宽，含胸挺腹，双手松放腿上，全身肌肉放松，心要静，意守丹田，眼半开看鼻尖，耳闻山根窍声，舌尖点上齿颚部，慢慢纳气，纳到丹田，纳毕呼气。重复21次。

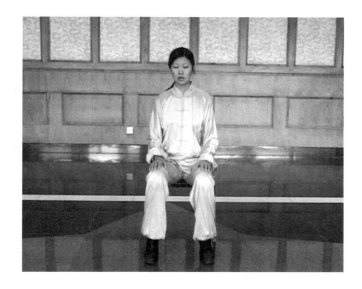

第三节：静息立功。立位，右手放腹部，左手放胸部，吐纳同上，锻炼腹式呼吸。重复7次。

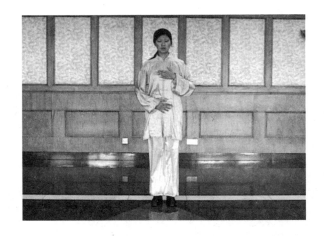

第四节：开合敛肺。立位，两脚呈八字，等肩宽，双手叠放丹田（合），纳气，纳毕，随呼出双手展向两侧（开），再纳气，双手向上划圈，到顶，双手随呼气向下，虎口置于两侧膈膜处（合），尽量再呼出，呼毕纳气，随纳气双手向前划圈，到顶，收拳靠向身旁（开），尽量逼出余气。重复7次。

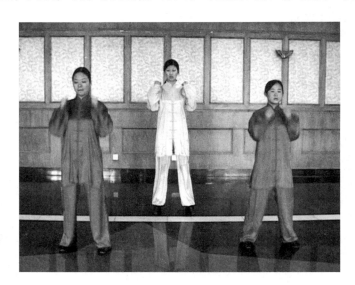

第五节：健中理气。立姿同上，双手下垂，随纳气上举，到顶，随呼气向下，两手交叉抱胸前，紧压胁肋，同时上身稍向前倾，尽量呼出余气。重复7次。

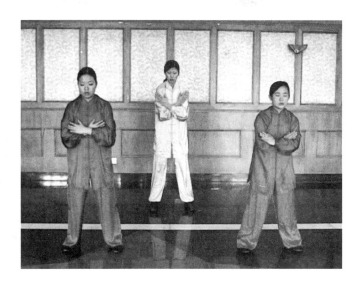

第六节：宽胸利膈。立姿同上，双手下垂，随纳气上举，到顶，随呼气向下，虎口叉腰，紧压两膈，同时上身稍向前倾，尽量呼出余气。重复7次。

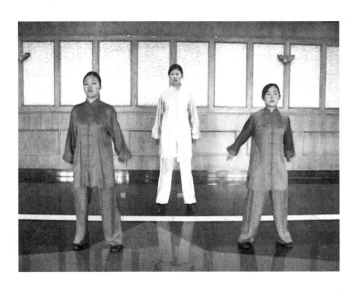

第七节：转身抱膝。立位，两脚八字分开，随纳气双手上举，到顶，随呼气向左下转，同时上身向同侧俯倾，左下肢屈曲，右腿伸直，两肘抱膝下，将余气呼尽，然后再纳气。先左侧，后右侧。左右各重复4次。

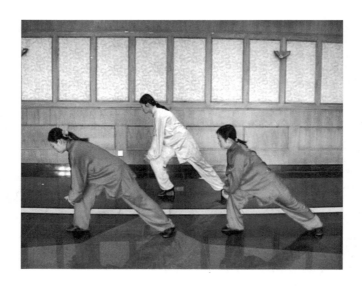

　　第八节：俯蹲归元。立位，两脚并拢，随纳气双手上举，到顶，随呼气双手向下，上身前倾，下蹲，双手抱膝下，尽量呼出余气。重复 7 次。

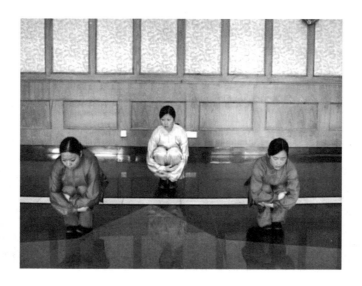

　　第九节：舒筋活络。①调气，重复 3 次；②甩手，重复 3 次；③揉胸，重复 7 次；④拍背，重复 7 次；⑤环腰，重复 7 次；⑥松肩，重复 7 次；⑦踏步，重复 7 次。

说明：①各节吐纳均同第二节，利用腹式呼吸，吸足，呼尽。②除调气一节外，一般吐纳均要鼻进鼻出。③第一节至第三节为准备功；第四节至第九节为主功。如集体做时，其中第二节可单独先做，或由患者自己掌握，利用空暇时间或早晚各做 1 次，但必须每日进行，此节为锻炼吐纳基本功。

90 慢阻肺患者可以拔罐治疗吗

可以。拔罐是中医治疗疾病的一种方法。慢阻肺患者在医生指导下可以适当配合拔罐治疗。但是当慢阻肺患者合并肺炎时，可能会伴有肺泡的损伤或胸腔积液，此时则不适宜拔罐治疗。如果严重肺气肿或肺大泡患者采用拔火罐治疗，可能会使胸腔压力发生急剧变化，导致肺部组织受到损伤，有发生自发性气胸的危险。

91 慢阻肺患者可以用灸法治疗吗

可以。灸法也是中医常用的外治法之一。灸法对机体免疫、循环、神经、内分泌、呼吸、消化、生殖等系统均有调节作用。慢阻肺患者可在医生指导下进行艾灸治疗。艾炷灸法要根据患者的病情、体质选择施灸部位和时间。①偏肺气虚者：灸肺俞 4～6 壮，灸风门 4～6 壮，灸定喘 4～6 壮，灸合谷 4～6 壮，灸列缺 4～8 壮，灸膻中 4～6 壮。②偏脾气虚者：灸足三里或上巨虚 3～9 壮，灸丰隆 3～9 壮，灸脾俞或胃俞 3～7 壮，灸风门或肺俞 3～7 壮，灸中脘 3～7 壮，灸大椎 3～5 壮。③偏肾气虚者：灸肾俞或命门 3～7 壮，灸气海或关元 3～7 壮，灸太溪或照海 3～9 壮，灸大椎 3～5 壮，灸肺俞 3～7 壮。操作时应注意避免烫伤患者。

92 慢阻肺患者可以进行耳针治疗吗

可以。耳针疗法也是一种中医治疗方法。耳针疗法是指以毫针、皮内针、艾灸、激光照射等器具，通过对耳部穴位的刺激以达到防治疾病目的的一种方法。

临床慢阻肺患者常用的取穴如下：以神门、肺、肾上腺、支气管、交感

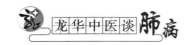

为主穴。痰多者可加脾穴，喘满者可加肝穴，食少者可加胃穴，烦躁者可加心穴，体虚者可加肾穴。

93 慢阻肺患者如何摆正心态

首先，要正视慢阻肺，主动了解什么是慢阻肺，慢阻肺与情绪的关系，行为模式与慢阻肺的关系，建立较为现实的认识问题的思维方式，消除各种不良心理障碍。其次，强调正性情绪对疾病康复的重要性，学会正确应对不良生活事件和改善负性情绪的方式和技巧。再者，注重社会活动和健身娱乐干预措施。根据自己的病情、年龄、爱好等情况，或者根据医生的建议，多参与社会活动，安排适宜的健身、娱乐活动，并尽量坚持下去。

94 如何对慢阻肺患者进行心理疏导

（1）向患者讲述慢阻肺相关知识，对疾病的预后给予积极的判断，告知可能出现的症状体征，让患者在心理上有充分的准备，并告知患者积极的情绪有利于疾病的康复。

（2）与每位患者进行耐心、细致的交谈，耐心听取患者的意见，建立良好的护患关系，用恰当的语言，有针对性地进行安慰、疏导、暗示、鼓励、劝告等，使患者从恐惧、忧虑中得到解脱，取得患者信任。同时收集患者详细资料，评估、分析引起患者消极情绪的原因，在患者原有的认知水平下，提出问题，帮助其认识负性心理形成的实质及个性根源，解放自我，走出病态思维，最终深刻认识自我，彻底消除负性心理。患者每次治疗后，鼓励其进行思想斗争，对自己的心理活动状态深入阐述，鼓励能书会写的患者写下治疗后的心理活动反馈，以此做出推断，医护人员对有微小进步的患者要及时予以肯定，从而恢复或增加患者的自信心。再者，做好患者家属的思想工作，经常让患者接触到生活中令人快乐的事，让患者感到生活的乐趣，正确对待患者的不正常的心理，不能置之不理，更不能施加压力给患者，多关心患者的病情和心理状况，并有效疏导，让其感到被重视和关注。

（3）让患者树立康复的信心，顽强地与疾病抗争，促使疾病稳定和康复。既要让患者好好休养，又要让患者进行适当的活动；既要让患者安心住院，又要鼓励患者为日后恢复工作或社会活动做准备，如培养广泛的兴趣爱好，养成良好的生活习惯，多与朋友相互关心往来；既要配合治疗，又要积极进行呼吸功能锻炼，如无创呼吸机停机前向患者讲解撤机的必要性，教会患者主动练习呼吸操，适当运动促进病情转归，避免呼吸机依赖。

95 如何对老年慢阻肺患者进行护理

（1）体贴和理解：老年人患病后在情绪和精神上通常会出现一些异常的变化，主要表现为精神状态差、悲观失望、易怒或情绪急躁等。这就要求护理人员在工作中要做到周到、体贴和耐心细致，以爱心来打动老年人，以得到老年患者的合作和信任，所以，护理人员要在操作手法和服务态度方面不断改善，对老年患者表现出更多的耐心和细心，耐心回答患者提出的问题，尽量忍耐患者的脾气，为老年患者提供更加舒适的护理环境，多与患者交流，倾听患者倾诉。伙伴式的护患关系有利于提高患者治疗依从性。

（2）建立信任感，全面护理，消除患者寂寞和孤独心理：针对老年患者易出现的孤独、多疑、烦躁等心理，护理人员要在老年人入院后，以积极、关怀、热情的态度为其提供服务，使患者感受到自己被理解和重视，从而使其得到心理上的慰藉，快速消除老年患者的恐惧感和陌生感，增强患者对护理人员的信任，缩短医患之间的距离。尤其要注意对患者进行有效的开导和安慰，使患者保持稳定的心理状态，以积极乐观的态度对待治疗和护理过程。

（3）建立和谐的护患关系：由于不同的老年患者有不同的社会背景，每个人的生活经历、工作、家庭和自身性格等都会有较大的区别，所以护理人员在为老年患者提供服务时，要根据患者的个性特点，深入到病房与患者进行交流沟通，从而全面客观地了解患者情况，以及会对患者康复和治疗造成影响的各项因素，并采取针对性的护理措施，获得患者及其家属的信任与合

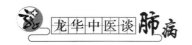

作。护理人员要与患者家属一起，帮助患者进行心理疏导，使患者保持良好的心理和生理状态。

（4）充分尊重老年患者的自尊心：护理人员在进行护理时，要做到不伤害患者自尊心，尽可能满足患者的各项需要，认真倾听患者倾诉，耐心回答患者问题，行为举止要文雅，使用礼貌用语，充分尊重患者，以帮助患者树立对待疾病的信心，更加积极地配合治疗和护理。

（5）加强与患者的沟通交流：护理人员在与患者交流时，应以拉家常的方法展开话题，如询问患者的工作情况、单位同事、家属和患者的自身情况等，护理人员还要仔细查阅患者的病例，对患者的疾病情况形成全面准确的认识，只有这样，护理人员才能够真正了解患者的实际需要。尤其对于老年患者来说，他们通常将护理人员视为自己的孩子，认为其与自己有一定的距离和代沟，而以拉家常的方法开始护患之间的交流能够拉近两者之间的距离，打消患者与护理人员之间的隔阂。

96 慢阻肺为什么强调"从气论治"

肺脾肝肾亏虚是慢阻肺最基本的病理改变，而痰浊、瘀血是重要的病理改变，它们与现代医学对慢阻肺的认识基本一致。中医药治疗慢阻肺稳定期方面具有许多优势，是建立在中医病理生理基础上的一种手段和方法，减少了西药的毒副反应。邵长荣先生在长期的临床实践中，针对慢阻肺本虚标实的病理特点，采用补肺气、健脾气、纳肾气并参合疏肝气、泻肺气等方法，创立了一系列经验方，或补或攻，或攻补兼施，虚则补之，实则泻之，结则疏之，旨在改善稳定期慢阻肺患者的免疫自稳调节功能。综观这些方法，根本离不开一个"气"字，由于慢阻肺与正气虚弱、气机失调密切相关，因此补气调气法在慢阻肺稳定期的治疗过程中也显得尤为重要。

97 什么是缩唇呼吸

缩唇呼吸是从鼻孔吸入空气，嘴唇紧闭，然后撅起嘴唇，慢慢呼气如同吹口哨。缩唇呼吸是一种锻炼呼吸肌的肺康复治疗方法。

98 缩唇呼吸有什么作用

缩唇呼吸可以增加气道内压，防止小气道过早陷闭，改善肺泡的有效通气量，提高动脉血气饱和度和降低呼吸时的氧耗。慢阻肺患者坚持缩唇呼吸锻炼可达到减轻呼吸困难、提高机体活动能力、预防呼吸肌疲劳、防止发生呼吸衰竭及提高患者生活质量的目的。

99 慢阻肺可以手术治疗吗

晚期慢阻肺患者在应用药物不能使症状缓解的情况下，可以考虑手术治疗。

100 现有的手术治疗方法有哪些

现有两种方法，一是肺减容术，一是肺移植术。

101 什么是肺减容术

肺减容术是治疗某些肺内或支气管疾病的有效手段。根据病变的性质、范围和患者肺功能的情况，可以切除一侧全部肺脏（即全肺减容术）；也可以进行肺部分切除（包括肺叶切除、肺段切除或楔形切除）；还可以切除两个肺叶，或做肺叶加肺段（或楔形）切除；有时也可一次（或分期）做两侧肺叶或肺段切除。对某些患者常在切除肺叶或全肺的同时，切除纵隔淋巴结、胸膜壁层或部分膈肌。原则上，肺切除的范围应该足够，使肺内病灶被完全切除，避免残留复发；但又应尽量少切，保存尽量多的正常肺组织，以维持较好的肺功能。

102 慢阻肺患者进行肺减容术的适应证是什么

临床指标：年龄 < 75 岁；行系统的内科治疗无效；戒烟 > 3 个月；呼吸困难指数 3 级以上；生理学指标：FEV_1 < 35% pred；RV/TLC > 60%；TL_{CO} < 20% ～ 40% pred；6MWD > 300m；影像学表现：CT 提示为以上叶

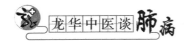

为主的非均质性的肺气肿。

103 慢阻肺患者肺减容术的禁忌证有哪些

相对禁忌证：临床指标：年龄＞75 岁；合并其他严重疾病并且估计 5 年死亡率＞50%；重度肥胖或恶病质；α_1– 抗胰蛋白酶缺乏；生理学指标：FEV_1＞40% pred；RV＜150% pred；TLC＜100% pred；TL_{CO}＜20% pred；$PaCO_2$＞55mmHg；6MWD＜300m；MPAP＞35mmHg；影像学表现：均质性的肺气肿。

104 什么是肺移植术

肺移植是治疗终末期肺病的唯一有效方法，肺移植的手术方式大致包括四种：单肺移植、双肺移植、心肺移植和活体肺叶移植。然而，因为供体的稀缺及大多数危重慢阻肺患者的年龄问题，对大多数患者来说，目前还不是一个切实可行的办法。

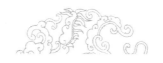

第二章 哮 喘

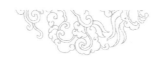

1 什么是哮喘

支气管哮喘简称哮喘，是一种呼吸道的慢性变态反应性炎症性疾病，许多炎症细胞和细胞成分参与其发病。这种气道慢性炎症引起气道高反应，导致广泛可逆性的肺内气流阻塞。临床上表现为发作性的喘鸣、呼吸困难、胸闷、咳嗽等症状，特别是夜间或清晨容易发作，可以自行缓解或经过治疗缓解。

2 哮喘的危害有哪些

患者若出现严重的哮喘急性发作，救治不及时可能致命。哮喘控制不佳对患者的日常工作及日常生活都会产生不良影响，可导致误工、误学，导致活动、运动受限，使生活质量下降，并带来经济上的负担。哮喘长期反复发作可出现慢性阻塞性肺疾病、肺气肿、肺心病、心功能衰竭、呼吸衰竭等并发症。

3 哮喘有哪些典型症状

首先，哮喘在发作前几分钟往往有过敏的表现，如鼻痒、眼睛痒、打喷嚏、流涕、流泪和干咳等，这些表现叫先兆症状。随后出现发作性的喘息、

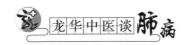

气急、胸闷或咳嗽等症状，并进一步出现呼气困难，有时甚至不用医生的听诊器就可以听到"喘鸣音"，患者被迫端坐，头向前伸，双肩耸起，双手用力支撑，用力喘气。这样的发作可持续几十分钟至数小时，可自行或经治疗而缓解。另外，哮喘的症状表现为慢性，即四季都能发作，不管发作与否，经常有胸闷气急，平时就有喘息及哮喘样呼吸，可伴咯痰黏稠。有时哮喘没有先兆症状即开始发作。有的哮喘发作持续数天不止，常常因为呼吸极困难而窒息，常常因并发心力衰竭等而死亡。

④ 哮喘发作一定会有哮鸣音吗

一般情况下哮喘发作时，双肺可闻及以呼气相为主的哮鸣音。但有些哮喘发作时并不出现哮鸣音，常见于以下几种情况：①轻度哮喘发作时，可没有哮鸣音。②咳嗽变异性哮喘可以没有哮鸣音。③一些危重症的支气管哮喘发作时，也可能无哮鸣音。这是因为哮鸣音的出现是由于气道痉挛，管径变窄，气流通过受阻及流速改变。而危重型哮喘患者的气道出现广泛的严重痉挛，甚至部分气道完全闭塞，此时极微量的气流不足以形成哮鸣音。因此，应当特别注意，不能仅根据肺部哮鸣音的强弱和范围判断哮喘的病情严重程度。当支气管哮喘患者突发胸闷、呼吸困难和发绀等症状时，要考虑到可能为哮喘发作，此时如听不到哮鸣音，则提示有严重的气道阻塞，应立即进行抢救治疗。

⑤ 中医是如何认识支气管哮喘的

支气管哮喘应该归属中医学"哮证"范畴。早在汉代，张仲景《金匮要略·肺痿肺痈咳嗽上气病脉证并治》中"咳而上气，喉中水鸣声"就是对本病的具体描述。"哮喘"之名，最早见于宋代王执中编写的《针灸资生经》，但无详细描述。元代朱丹溪明确将"哮喘"作为独立病名，并确立了本病的施治要领，阐明病机专主于痰，提出"未发以扶正气为主，既发以攻邪气为急"的治疗原则，对后世医家颇有指导意义。

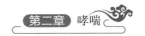

6 为什么说哮喘有夙根

中医学认为伏于体内的有形或无形之宿痰，就是本病之"夙根"。"夙根"内伏是导致哮喘反复发作，不易治愈的根本所在。最早提出宿痰的是东汉张仲景，他在《金匮要略·痰饮咳嗽病脉证并治》中说到："膈上病痰，满喘咳吐，发则寒热，背痛腰疼，目泣自出……必有伏饮。"他从病理上将哮喘归属于伏饮，堪称后世顽痰伏肺为哮病夙根的理论渊源。金元时期的朱丹溪强调"哮喘……专主于痰"，明代王肯堂认为"哮喘系胸中多痰瘀，结于喉间，与气相搏"。喻嘉言则肯定"浊痰"致哮，总而言之均与"夙根"有关。

7 宿痰是如何产生的

原因有二：①先天禀赋异常，即从遗传获得的先天性痰病体质。沈金鳌在《沈氏尊生书》中称之为"幼稚天哮"，"哮之一症……窃思之，大都感于幼稚之时，客犯盐醋，渗透气脘，一遇风寒，便窒息道路，气息急促，多发于冬初"。林佩琴在《类证治裁·哮证论治》中论及"先天不足，脾肾双亏……哮喘屡发"。②体质素弱或病后体弱，如幼年麻疹、百日咳及反复感冒、咳嗽，造成肺脾肾虚损，功能失常，气不化津，痰饮内生。《外台秘要·久咳坐卧不得方》记载："久患气嗽，发时奔喘，坐卧不得，并喉里呀声，气欲绝。"指出病后体弱、正气不足亦是哮喘发作的一个重要内因。另外，因为五脏病变，累及于肺而致哮喘。《素问·经脉别论》说："是以夜行则喘出于肾，淫气病肺；有所堕恐，喘出于肝，淫气害脾；有所惊恐，喘出于肺，淫气伤心；渡水跌仆，喘出于肾与骨。"可见，《黄帝内经》已认识到哮喘发病病变部位主要在肺，同时与其他脏腑密切相关。

8 中医是如何认识支气管哮喘的病因的

中医对哮喘病因的认识也主要基于对环境因素和个体差异的影响，有饮

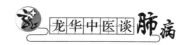

食不当、六淫外感、情志失调、劳倦等常见因素。

（1）饮食失宜：我国民间有"鱼腥哮""烟煤哮""咸哮"等记载，贪食生冷，或嗜食酸咸肥甘，或进食海鲜蟹虾等发物均可导致哮喘发作。《素问·通评虚实论》言，"气满发逆，……则高粱之疾也"。《素问·生气通天论》言"因而大饮，则气逆"，《医碥·喘哮》说，"哮者……得之食味酸咸太过，渗透气管，痰入结聚，一遇风寒，气郁痰壅即发"，在这些文献中皆指出恣食膏粱厚味或酗酒、饮水过度会引起痰湿变生，痰湿内停而壅遏肺胃气机，上迫于肺，从而使肺气上逆，发生哮喘。

（2）外邪侵袭：季节转换，寒热气候突变，外感风寒或风热之邪，未能及时表散，邪蕴于肺，壅阻肺气。《素问·太阴阳明论》曰："犯贼风虚邪者……入六腑，则身热，不时卧，上为喘呼。"《素问·气交变大论》曰："岁火太过，炎暑流行，金肺受邪……少气喘咳，岁金太过，燥气流行，甚则喘咳逆气。"《素问·至真要大论》曰："太阴之复，湿变乃举……饮发于中，咳喘有声。"可见，六淫外邪中以风、寒在哮喘的发作中最为常见，外感时邪，引动伏痰，壅阻肺气，宣降失职，导致哮证发作。特别应该指出的是，小儿为稚阴稚阳之体，机体抵抗力差，易感受外邪，故外邪侵袭是小儿哮喘的常见外因。

（3）情志失调：赵献可《医贯》云，"七情内伤，郁而生痰"。《类证治裁·郁证》亦云"七情内起之郁，始则伤气，继降及血"。指出气郁致痰滞，气郁致血瘀，出现痰瘀胶结，肺气出纳受阻，气逆而哮喘。

（4）劳倦过度：疲劳也是哮喘的重要诱因之一，尤多见于虚喘。

⑨ 哮喘的中医病因病机是什么

历代医家认为本病的病理因素以痰为主。痰的产生责之于肺不能布散津液、脾不能运输精微、肾不能蒸化水液，以致津液凝聚成痰，伏藏于肺，成为发病的"夙根"。每遇气候突变、饮食不当、情志失调、劳累等多种诱因，可引起哮喘发作。这些诱因多互相关联，其中尤以气候因素为主。《景岳全书·喘促》说："喘有夙根，遇寒即发，或遇劳即发者，亦名哮

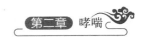

喘。"《症因脉治·哮病》亦指出"哮病之因，痰饮留伏，结成窠臼，潜伏于内，偶有七情之犯，饮食之伤，或外有时令之风寒束肌表，则哮喘之症作矣"。《证治汇补·哮病》所言："哮即痰喘之久而常发者，因内有壅塞之气，外有非时之感，膈有胶固之痰，三者相合，闭拒气道，搏击有声，发为哮病。"可见，在本病急性发作时，由于"宿痰"受到外邪的引触，痰随气升，阻塞气道，肺气宣降失常，而出现痰鸣如吼、气息喘促甚则喘息不能平卧。

10 患了支气管哮喘应该看中医还是西医

　　哮喘的治疗是一个长期的过程。中医很早就记载过关于哮喘的有关问题。许多理论和方法在今天看来，仍然有指导作用。因此，我国哮喘防治指南指出，采用中医辨证论治，有助于慢性缓解期哮喘的治疗；有必要对临床疗效较为确切的中（成）药或方剂开展多中心随机双盲的临床研究。考虑到患者依从性等多种因素，我们还是主张先按照我国指南中推荐的方法。如果效果不理想，可考虑中医或中西医结合治疗。在中西医治疗哮喘的问题上，不论中医西医，能治好病就是好医。在临床上，我们发现，有一些长期未得到规范治疗的哮喘患者，应用中药，也能取得较好效果。

11 支气管哮喘辨证治疗的思路如何

　　辨证论治是中医治疗的精髓所在。对于哮喘，临床辨证当先分急性发作期和缓解期。急性发作期病位在肺，病机以痰阻气闭为主。痰既已成，留于体内，随气升降，无处不到，阻于气道，气道不顺，而致哮喘发作。发作期当首辨寒热症状，痰液性质、舌苔脉象可作为寒哮、热哮之辨证依据。缓解期重在辨脏腑亏虚，根据体质和脏腑的不同虚候加以辨治，以培补正气，从本调治。

12 支气管哮喘发作期中医如何分型和治疗

　　根据哮喘发作期的发病机制和临床表现的不同，中医通常将其分为寒哮

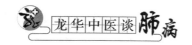

和热哮两大基本证型进行辨证治疗。

（1）寒哮

证候：喘憋气逆，呼吸急促，喉中有哮鸣声，胸膈满闷如塞，咳不甚，痰稀薄色白而有泡沫，面色晦滞带青，口不渴或渴喜热饮。初起多兼恶寒发热，无汗头痛等表证，舌苔白滑，脉弦紧或浮数。

治法：温肺散寒，化痰平喘。

方药：射干麻黄汤加减。方中射干清利咽喉，宣肺豁痰；麻黄宣肺平喘；半夏、细辛、生姜温肺蠲饮降逆；款冬花、紫菀温肺止咳，合辛开、苦降、酸收于一方；再加大枣一味，安中以调和诸药。痰涌喘逆不得卧加葶苈子泻肺涤痰；若表寒内饮，可用小青龙汤，配苏子、白芥子、杏仁等化痰利气。射干麻黄汤主治在肺，应为治哮的专方。

（2）热哮

证候：咳呛阵作，气粗息涌，喉中如痰鸣吼，咳痰黄黏，咯吐不利，胸膈烦闷，汗出口渴，面赤口苦，不恶寒而口渴喜饮，舌质红，苔黄或带腻，脉滑数或弦滑。

治法：清热宣肺，化痰降逆。

方药：定喘汤加减。方中麻黄宣肺平喘；半夏、杏仁、苏子化痰降气；桑白皮、黄芩、款冬花、生甘草清热润肺；白果收敛肺气；甘草和中。如痰鸣息涌不得卧，加地龙、葶苈子；痰黄稠加鱼腥草；肺热内盛可加生石膏；舌苔黄燥伴便秘者可用大黄、芒硝通腑以利肺；痰热津伤可配知母、南沙参、天花粉。

13 支气管哮喘缓解期中医如何分型和治疗

支气管哮喘缓解期，临床症状有不同程度的缓解，但病情容易反复。此时的治疗应当根据"治病必求于本""既病防变"的原则进行防治。通常是在扶正固本，调理脏腑功能的基础上，兼顾祛邪外出。

（1）肺虚哮

证候：喘促短气，语声低微，自汗畏风，痰清稀色白，面色㿠白，舌质

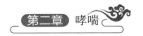

淡，苔薄白，脉细弱或虚大。

治法：补肺固卫，益气平喘。

方药：玉屏风散加味。方中黄芪益气固表；白术健脾补肺；防风祛风，以助黄芪实表固卫，并加入桂枝、白芍、生姜、大枣以调和营卫。若气阴两虚，出现咳呛、痰少黏稠、口咽干、舌质红，可选用生脉散加味，加入沙参、玉竹、川贝、石斛以清热化痰。若食少便溏，肺脾同病，中气下陷，宜用补中益气汤补益肺脾，升提下陷之气。

（2）脾虚哮

证候：喘咳痰多而黏稠，咯吐不爽，痰鸣，胸脘满闷，恶心纳呆，大便不实，舌苔白滑或腻，脉滑。

治法：健脾化痰，降逆平喘。

方药：六君子汤合三子养亲汤加减。方中党参、白术、茯苓、甘草补气健脾；陈皮、半夏理气化痰；苏子降逆定喘；白芥子下气除痰，莱菔子消食化痰，加苍术、杏仁以燥湿豁痰理气。

（3）肾虚哮

证候：喘促日久，呼长吸短，动则喘息更甚，形瘦神疲，心悸腰酸，或畏寒，自汗，面青，舌质淡，脉沉细；或颧红，烦热，汗出粘手，舌红少苔，脉细数。

治法：补肾纳气。

方药：肾气丸加味。方中以干地黄滋补肾阴；山茱萸、山药滋补肝脾，辅助滋补肾中之阴；并少入桂枝、附片温补肾中之阳。阳虚明显加补骨脂、仙灵脾、鹿角片；阴虚者去温补之品，配麦冬、龟甲胶；肾虚不纳气加胡桃肉、冬虫夏草、紫石英，或予参蛤散。若属气阴俱竭可用生脉散合七味都气丸以滋阴纳气。

14 何谓冬病夏治

所谓冬病，是指在寒冷的冬季容易发病或病情容易加重的疾病，如慢性支气管炎、支气管哮喘、慢性阻塞性肺气肿、类风湿关节炎及中医脾胃虚寒

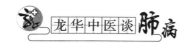

类疾病等。冬病夏治是中医学的一种独特防病治病方法，它是根据中医学"天人合一"的理论和《黄帝内经》"春夏养阳"的原则，利用夏天自然界阳气也是人体阳气最旺盛的有利时机，通过合理的调治可以事半功倍，达到治病求本，调整人体的阴阳平衡，使某些阴寒宿疾得以控制和康复，预防复发的目的。

中医历来强调夏季调养，利用夏季阳气旺的特点来改善体质，增强免疫力，使病情好转，甚至不再发病。不论是内服中药、外用中药，还是艾灸调理、饮食调养等，冬病夏治的目的主要是通过益肺、健脾、补肾等手段，鼓舞正气，驱逐宿邪，疏通经络，活血通脉，温经散寒，从而使人体阳气充沛，抗寒能力增强，经络气血贯通，从而达到治病求本、控制病情、防止再发的目的。

15 为什么哮喘患者需要进行冬病夏治

支气管哮喘患者大多本虚标实、反复发作，寒冷时节为其高发、多发季节，缓解期多在夏季。在长期临床实践的基础上，历代医学家依照"春夏养阳"的观点，以及"急则治其标，缓则治其本"的治疗原则，于夏季从本治疗，进行冬病夏治，以鼓舞正气，增强机体抗病能力，达到扶正固本、减少其冬季发作次数、减轻发作程度的目的。冬病夏治是防治支气管哮喘的重要手段之一，支气管哮喘患者可在医生的指导下适时进行冬病夏治。

16 哪些哮喘患者不宜进行冬病夏治

冬病只是一个相对的概念，根据患者个体素质的差异而具有个体特殊性，如某些支气管哮喘患者素体阳虚寒盛，每遇寒冬时令哮喘病即发作或加重，此类患者之哮喘病即属冬病的范畴。也有一些支气管哮喘患者并非阳虚寒盛体质，而是表现为发作时气息短粗，痰黄而黏，咳痰不利，面色潮红，胸中烦热，渴喜冷饮，舌红苔黄，属痰火、湿热体质，就不适合"冬病夏治"。

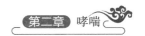

17 冬病夏治有哪些注意要点

在进行冬病夏治前，一定要先进行体质辨识，根据每个人的症状特点、体检结果、舌苔脉象等进行辨证，根据中医辨证结果制订个体化的养生、保健食疗及中医干预方法；药物敷贴时所选的穴位也因人因病而异。就调治支气管哮喘来说，在冬病夏治进行药物敷贴时一般会选用大椎、定喘等穴位，但是如果患者咳白痰的话，那么可能还伴有脾虚痰湿过盛，这时就要加上丰隆、脾俞等穴。如果患者喘息气短、呼多吸少的话，则多属肺气不足，肾失摄纳，这时还要加上肺俞、肾俞等穴。如果是久喘的话，还要酌情配合针灸、拔罐等，以加强对经络的协调。如果不辨体质和病情盲目进行冬病夏治，不但难以取得好的疗效，很可能会越治越糟。

18 调治哮喘常用的冬病夏治方法有哪些

调治支气管哮喘的冬病夏治方法有多种，但就临床来看，尤以中药内服、药物敷贴、艾灸疗法及药膳调理最为常用。

（1）中药内服：中药内服是中医治疗调养疾病最主要的手段，也是调治支气管哮喘常用的冬病夏治方法。在支气管哮喘处于缓解期的夏季，根据缓则治其本的原则，对支气管哮喘进行冬病夏治，辨证用药，能增强机体抗病能力，调整肺、脾、肾之功能，使其强健协调，防治支气管哮喘，阻止其进一步发展。

（2）药物敷贴：药物敷贴是把中草药经加工处理，在人体体表某一部位外敷或贴穴，使外敷药物通过肌肤吸收或借助对穴位、经络的刺激作用来治疗疾病的一种外治方法。药物敷贴是调治支气管哮喘最常用的冬病夏治手段，通常人们所说的冬病夏治方法，主要就是指药物敷贴法。

（3）艾灸疗法：艾灸疗法是以艾绒为主要材料制成的艾炷或艾条，点燃后在体表的一定穴位或部位熏灼，给人体以温热性刺激，以防治疾病的一种治病保健方法。艾灸疗法也是临床较常用的冬病夏治方法，支气管哮喘患者可在医生的指导下选择艾灸疗法进行冬病夏治。

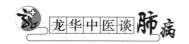

（4）药膳调理：药膳是天然中药与食物巧妙结合而配制的食品，药膳从营养学角度来讲比普通食品更优越，它以中医基本理论为基础，以传统烹调技术为手段，具有药食兼备的特点。药膳以辅助治病、保健强身为目的，也是支气管哮喘患者常用的冬病夏治手段。

19 针灸对支气管哮喘有哪些治疗作用

针灸治疗支气管哮喘，主要是通过调和阴阳、扶正祛邪、疏通经络，恢复肺脾肾正常的生理功能，增强机体抗病能力，减轻或消除支气管哮喘患者喘息、气急、胸闷、咳嗽等症状，缓解哮喘发作，以防止或减少支气管哮喘急性发作和进一步发展。

20 针灸如何调和阴阳

阴阳平衡是机体保持正常生理状态的根本保证，如果机体阴阳平衡失调，出现痰邪交阻于肺，壅塞气道，气机不畅，肺失宣降，呈现寒痰阻肺、热痰壅肺之病理机制，则发生寒哮或热哮。如若呈现出肺脾气虚及肺肾两虚之病理变化，则发虚性哮喘。针灸治疗支气管哮喘的关键，就在于根据辨证结果的不同来调节阴阳的偏盛偏衰，使机体阴阳归于新的平衡，达到阴平阳秘的状态，恢复肺脾肾三脏正常的生理功能，消除机体寒痰阻肺、热痰壅肺，以及肺脾气虚、肺肾两虚之病理状态。

21 针灸如何扶正祛邪

扶正就是扶助正气，增强抗病能力；祛邪就是祛除致病的因素。支气管哮喘的发生、发展及发作、缓解，通常是正邪相争的过程，针灸可以扶正祛邪，故可收到减轻或消除喘息、气急、胸闷、咳嗽等症状，缓解哮喘发作的效果，达到预防或减少其急性发作和进一步发展的目的。大凡针刺补法和艾灸皆有扶正之作用，针刺泻法和放血有祛邪的作用。当然，临证时必须结合腧穴的特殊性来考虑，只有根据病情恰当取穴，才能达到应有的治疗效果。

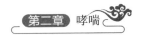

22 针灸如何疏通经络

人体的经络"内属于脏腑，外络于肢节"，十二经脉的分布，阳经在四肢之表，属于六腑，阴经在四肢之里，属于五脏。通过十五络的联系，沟通表里，组成气血循环的通路，维持着人体正常的生理功能。经络、气血和脏腑之间有密切的联系，支气管哮喘的发生与气血失和、脏腑失调有关，这些病理特征可以反映在经络上，并可以通过针灸调节经络与脏腑、气血的平衡，从而达到治病强身的目的。

23 除传统针灸外，还有哪些外治法可以防治哮喘

近现代中医继承和发展了传统的针灸治疗，有不少有效的方法，其中包括：化脓灸、磁疗、穴位敷药、穴位注射、穴位埋线、结扎、挑治、割治等。从疗效看，各法大致相近，有效率多在80%～90%之间。近年来，对治疗效果的观察更趋深入，如经对照治疗发现，化脓灸对哮喘缓解期的疗效明显优于发作期。关于针灸治疗哮喘的作用机理，也已经做了颇有成效的探索。一些实验研究指出，针灸可使哮喘患者异常的白细胞值转为正常，淋巴细胞转化率及玫瑰花环试验指标值低于正常者转为正常。实验也观察到，化脓灸后的实验动物脏器间质有以淋巴球为主的细胞增生，而未引起炎症性的白细胞上升。这都表明了针灸有增强哮喘患者免疫力的作用。另外，针灸还能部分地缓解支气管痉挛。目前认为，针灸可能是通过有关经络、神经和体液系统等途径，激活机体防御系统功能，抑制变态反应，降低支气管平滑肌的张力，而取得平喘效应。

24 寒哮型哮喘针刺如何取穴治疗

取督脉、手太阴、手阳明经穴为主，如大椎、合谷、列缺、肺俞、风门。毫针刺用泻法，并可用灸法。大椎温阳解表，合谷理气解表，列缺宣肺解表，肺俞调理肺气，风门祛风解表，诸穴共奏解表散寒、宣肺平喘之效。

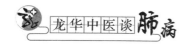

㉕ 痰热哮型哮喘针刺如何取穴治疗

取手太阴、足阳明经穴为主，如鱼际、尺泽、定喘、丰隆。毫针刺用泻法。鱼际为肺经荥火穴，清肺泻火以止喘；尺泽为肺经合水穴，合主逆气而泄，水能制火，故尺泽泻肺清热以止喘；定喘为治喘之奇穴；丰隆为胃经络穴，健脾和胃，清化痰热，宣肺定喘。

㉖ 肺脾亏虚型哮喘针刺如何取穴治疗

取手太阴、足阳明经穴为主，如肺俞、中府、太渊、太白、足三里。毫针刺用补法，酌用灸法。肺俞、中府二穴为俞募穴相配；太渊为肺之原穴，补肺定喘；足三里为胃经合穴，太白为脾经原穴，二穴相配能补土生金，乃"虚则补其母"之义。脾气健，肺气足则喘自平。

㉗ 肾虚型哮喘针刺如何取穴治疗

取足少阴、足太阳、任脉经穴为主，如肾俞、太溪、肺俞、膏肓、膻中、关元、脾俞、中脘。毫针刺用补法，酌用灸法。太溪、肾俞补益肾气以纳气定喘；肺俞、膻中理气宽胸；脾俞、中脘健脾胃以益肾气；关元培元固本，益肾定喘；膏肓补一身之气。诸穴共收补肾纳气，培元固本止喘之效。

㉘ 拔罐法如何治疗哮喘

取俯卧位，暴露背部，先用酒精棉球清洁皮肤，然后在督脉（脊柱）两侧背部均匀涂上凡士林膏，用闪火法拔罐，将火罐扣在肺俞穴待皮肤充血，火罐吸住后，按住火罐由上至下、由内向外慢慢移动火罐，来回推3～5次，以使火罐所到之处皮肤充血为好，然后在哮鸣音或啰音最明显处或肺俞穴留罐并每隔3～5分钟，将火罐慢慢移动，10～20分钟后起罐。

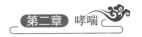

29 艾灸如何治疗哮喘

艾灸肺俞、大椎、定喘穴，用雀啄灸，以局部皮肤潮红，患者能耐受为度，每日1次，每次20分钟，4周1疗程。

30 支气管哮喘患者适合服用膏方吗

《黄帝内经》云："冬不藏精，春必病温。"冬至前后，采用膏方制剂治疗哮喘患者，通过辨证施治，以培其本，攻其病邪。常采用清肺温肾之法，既清肺中邪气，祛伏邪之痰浊，又补肾中阴阳，寓攻于补，攻补兼施，而不是一味施补。

31 防治哮喘的膏方中多有哪些中药

多有黄芩、鹿含草、地锦草、连翘、金银花、生地黄、青皮、陈皮、苍术、白术、茯苓、附子、肉桂、巴戟天、仙茅、仙灵脾、杜仲、菟丝子、补骨脂、女贞子、山茱萸、怀山药、牛膝、龟甲、鳖甲等药，一般用药每贴膏方20～30味，每味剂量分别为100～300克，再加入阿胶、西洋参、鹿角胶、饴糖等膏滋药炼制成膏。

32 哮喘膏方中如何选用参品

参品的选用，应因人而异。阳虚怕冷者宜选用红参；阴虚内热者宜选用西洋参；气虚神疲者宜选用白参；如不适宜用人参者可选用党参、太子参、沙参来益气养阴润肺。

33 哮喘膏方中膏剂如何选择

对于膏剂的选择，一般分为荤膏、素膏两类。荤膏包括阿胶、龟甲胶、鳖甲胶、鹿角胶等。阿胶养阴补血，龟甲胶滋补肾阴，鳖甲胶养阴补血活血，鹿角胶温阳补虚。素膏则有琼玉膏、桑椹子膏、枇杷膏、二冬膏、夏枯草膏、益母草膏等。琼玉膏为沙参和麦冬所制，功能养阴润肺，桑椹膏

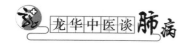

功能柔肝补肾。

34 哮喘膏方中如何选用糖品

作为调味剂的糖有饴糖、冰糖、赤砂糖、白砂糖之分，使用上也颇有讲究：胃脘虚寒不适者用饴糖；肺燥咳嗽者宜用冰糖，兼有便秘的患者可加入蜂蜜；兼见宫寒症状者宜用赤砂糖；平人则白砂糖即可；糖尿病患者则膏方中不宜加入糖类调味剂。

35 哮喘患者一般膏方要服用多久

通过膏方的服用，能减轻和预防哮喘的发作。一般哮喘患者连续服用膏方 3～5 年，疗效会更加明显，特别是对于青春期哮喘患者，可增强其体质，减少感冒，预防哮喘的发作。

36 脐部敷贴预防哮喘如何操作

脐部是穴位神阙所在部位，外敷药物可直接通过皮肤进入血液，到达疾病部位，以达到治疗目的。这种方法又简称为脐疗，对儿童哮喘患者较为适宜。用麻黄 5 克，白芥子 5 克，丁香 0.5 克，半夏 3 克，桂枝 3 克，将诸药末混合研成细球，贮瓶密封备用。用时取生姜 1 块切片，在患儿脐窝上轻擦。趁湿润时，将药末填满脐窝，外加纱布盖上，胶布固定，每次敷药保留 2 小时后弃去。去药后用热毛巾擦净，每日 1 次，10 次为 1 个疗程。本方主治小儿寒性哮喘，日久不愈者。

37 耳穴对哮喘患者有什么治疗作用

耳穴贴敷是在耳穴表面贴敷颗粒状药物或磁珠等，可以起到刺激耳部穴位，防治哮喘的作用。

（1）王不留行籽：取耳穴支气管、肺、肾上腺、前列腺。用 0.5 厘米见方的小胶布把王不留行籽 1 粒粘贴在双耳上述各穴位上，并嘱患者用拇指和示指在被贴压的穴位处按揉，每穴每次按压 1 分钟，每日按压 4 次。每周贴 1 次，每次 5 日，休息 2 日再行下次贴压，6 次为 1 个疗程。

（2）白芥籽：取耳穴双侧支气管、肺、肾上腺、前列腺。将白芥籽用 0.5 厘米见方的胶布贴压穴位处，每日按压 3 ～ 5 次，每次约 5 分钟，5 日更换 1 次。

（3）黄荆籽：取耳穴肺、支气管、气管、交感、平喘、肾上腺、前列腺为主穴，内分泌、大肠、喘点、神门、枕、肾为配穴。选择与穴位相配的黄荆籽，贴在 0.5 厘米见方的胶布中心备用。用 75% 酒精棉球常规消毒，火柴棒按压穴区，找出敏感点，将黄荆籽胶布贴压穴位，按压片刻，以耳穴有压痛感为度，每日按压 3 ～ 5 次，每次按压 10 ～ 20 分钟。

38 哮喘患者如何进行体育锻炼

适当的体育活动，不但可增强患者的体质，而且还可减少哮喘的发作。对患者身体的发育及心理的发展，都是不可缺少的。

（1）预备工作：患有哮喘的患者在运动前（尤其在剧烈的跑步之前），应当有较久的暖身运动（最好 30 分钟），做步行或体操至全身热起来或微微出汗，然后再进行慢跑、登楼式游泳等练习，结束时应做放松运动，使心率逐步恢复正常。或是运动前适当地使用支气管扩张剂，可减少或减缓其发作的严重程度。

（2）运动强度：以不引起哮喘发作为度，开始时运动强度宜较低，以后酌情提高。可进行间歇性运动，例如跑 10 秒钟休息 30 秒钟，或跑 20 秒钟休息 60 秒钟，运动强度应控制在运动时的最高心率为 170–年龄的水平。主观感觉以稍有气急，尚能言谈为宜。有条件时做分级负荷运动试验测定最高心率，以最高心率的 70% 为运动心率，以后逐步提高到 85% ～ 90%。

（3）运动类型：应在医生的具体指导下选择，如慢跑、散步、打球、太极拳、气功、游泳等运动。为了增进心肺功能贮备，增强体质，宜在发作缓解期进行适当的耐力性运动练习，以改善有氧代谢能力。具体方法视体力情况而定。体力较差时做散步、太极拳等低强度的运动练习；体力较好时练习较快的步行、慢跑、缓慢的登楼、游泳等。

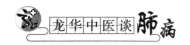

（4）运动时间：每次锻炼持续 30 ～ 45 分钟，体弱者可自 15 分钟开始，逐渐延长。易发生运动性哮喘者宜用间歇运动法，并于运动前适当用药。

（5）运动环境：运动时吸入冷而干燥的空气可加重支气管痉挛，吸入暖和潮湿的空气可减轻支气管痉挛。因此，运动时最好在暖和温润的环境中进行。

39 哮喘患者一定要记住哪些饮食原则

由于多数哮喘患者为"过敏性体质"，往往对多种食物或某些物质过敏，因此，哮喘患者的饮食原则上要求做到相对单纯化，即多吃一些常见的不引起哮喘发作的食物。对于那些稀有不常吃的食品，一般要少吃。在吃从未吃过的新食物时，应从少量开始，一旦有过敏征象，应立即停止食用。

同时，哮喘患者饮食宜清淡，多吃新鲜的主食，多饮水，多吃新鲜蔬菜和水果及含维生素 C、维生素 A 和维生素 D 的食物。因为维生素 C、维生素 A 和维生素 D 有帮助修复哮喘患者支气管黏膜损伤的作用。但同时要注意补充蛋白质，因为哮喘患者蛋白质的消耗量大，为了补偿蛋白质和增强抵抗力，应多选择食用鸡蛋、牛奶、瘦肉、家畜、大豆及豆制品等，但肥肉、鱼、虾、蟹等不宜食用。

哮喘患者还应避免吃可能引起过敏的食物，这些食物包括油菜花、金针菜、虾皮、虾米、螃蟹、菠菜、毛笋、海鱼及放置过久的陈菜、咸菜、麦类；另外，有些刺激性食物也不宜吃，如辣椒、茴香、浓茶、咖啡、烈酒等。少喝各种人造饮料。

40 哮喘患者春季应该吃什么

春季，万物萌生，阳气升发，人体之阳气亦随之而升发，此时为扶助阳气，在饮食上也须注意。例如葱、荽、豉、枣等很适宜。

41 哮喘患者夏季应该吃什么

夏季，万物生长茂盛，阳气盛而阴气弱，此时，宜少食辛甘燥烈食品，以免过分伤阴，宜多食甘酸清润之品，例如绿豆、青菜、乌梅、西瓜等。

42 哮喘患者秋季应该吃什么

秋季，是果实成熟的季节，天气转凉，气候多燥，在饮食上要注意少吃辛燥食品，如辣椒、生葱等，宜食用芝麻、糯米、粳米、蜂蜜、枇杷、甘蔗、菠萝、乳品等柔润食物。老年人可采取晨起食粥法，以益胃生津。

43 哮喘患者冬季应该吃什么

冬季，是万物潜藏的季节，气候寒冷，故宜保阴潜阳，宜食谷、羊、龟、鳖、木耳等食品，注意食热饮食，以护阳气。对体虚、年老之人，冬季是饮食进补的最好时机。

44 寒哮型支气管哮喘急性发作期常用的食疗方法有哪些

（1）干姜甘草饮：干姜 5 克，甘草 10 克，水煎去渣，当茶饮，温服。

（2）干姜茯苓粥：干姜 5 克，茯苓 20 克，甘草 10 克，粳米 120 克。将姜、苓、草煎汁去渣，与粳米同煮成粥，日服 2 次。

45 热哮型支气管哮喘急性发作期常用的食疗方法有哪些

（1）罗汉果柿饼：罗汉果 4 只、柿饼 4 只、冰糖 5 克。罗汉果洗净，加柿饼，放清水两碗，煎至一碗，去渣，加冰糖，饮服，一日三次。

（2）五汁饮：鲜西瓜 40 克，鲜荷叶 20 克，鲜白茅根 30 克，鲜竹叶心 20 克，鲜马蹄茎 10 克。西瓜榨汁，余药煎汁，去渣，兑合后频频服用。

（3）鲜芦根粥：鲜芦根 20 克，竹茹 10 克，桑白皮 10 克，粳米 120 克。将芦根洗净切碎，前三味同煮，去渣，取汁与粳米同煮至熟，即可食。

46 肺气亏虚型支气管哮喘缓解期常用的食疗方法有哪些

（1）参苓粥：党参 30 克，茯苓 30 克，生姜 5 克，粳米 120 克。将党参、生姜切薄片，茯苓捣碎泡半小时，煎取药汁两次，用粳米同煮粥，一年四季

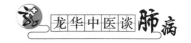

常服。

（2）花生粥：花生50克，山药30克，百合15克，粳米100克，冰糖5克。将花生洗净捣烂，加山药片、百合片、粳米同煮为粥，加入冰糖，即可食用。

（3）珠玉二宝粥：生山药60克，生薏苡仁60克，柿饼30克。先将薏苡仁煮熟烂，山药捣碎，柿饼切小块，同煮成粥。日服两次。

47 脾气亏虚型支气管哮喘缓解期常用的食疗方法有哪些

（1）茯苓大枣粥：茯苓（粉）80克，红枣10枚、粳米150克。将大枣、粳米同洗，加入茯苓粉，置锅内加水适量，武火烧开，文火煮熟，常服。

（2）黄芪党参粥：黄芪40克，党参30克，山药30克，半夏10克，白糖10克，粳米150克。将黄芪、党参切成薄片，冷水浸泡半小时，与半夏同入砂锅中煮沸，后文火煎成浓汁，取汁，再煎一次，去渣，二汁合并，与粳米、山药同煮为粥，加入白糖，连服数月。

48 肾气亏虚型支气管哮喘缓解期常用的食疗方法有哪些

（1）山茱萸粥：山茱萸30克，粳米120克，白糖10克。将山茱萸洗净，去核，与粳米同煮成粥，加入白糖，稍煮即可服食。

（2）柿饼核桃糕：柿饼500克，核桃500克。将核桃放碗中，置蒸锅内蒸熟，冷后，同柿饼再蒸，凉后食服（胃寒便溏者忌服）。

（3）附子粥：制附子5克，干姜3克，粳米100克，葱白2根，红糖10克。将附片、干姜研末与粳米同煮成粥，待沸后加葱白，以文火缓煎1小时，加入红糖即可食。

49 哮喘患者可以常服用的保健食物有哪些

（1）核桃仁：具有滋补强壮、温暖命门、润肺益胃、镇咳化痰、养血生津的功用。

（2）黑芝麻：具有补肺气、益脑髓、养阴补虚、补血润肠、止嗽化痰平喘的功用。

（3）栗子：具有补脾肾、厚肠胃、止泄泻的功用。

（4）百合：具有滋养强壮、养阴止嗽、清心安神的功用。

（5）白木耳（银耳）：具有清热、润肺生津、养胃滋阴、清肺热、养胃阴的功用。

（6）燕窝：具有补肾、养肺阴、止咳化痰的功用。

（7）梨：具有生津止渴、止咳化痰、清热降火、养血生肌、润肺去燥的功用。

（8）橘子：橘皮健胃理气燥湿、祛痰、镇咳；橘络通络、化痰、理气、消滞；橘核理气、散结、止痛；橘叶疏肝行气、消肿散结。

（9）白萝卜：具有健脾化痰定喘的功用。

（10）大蒜：具有止咳化痰、宣窍通闭的功用。

（11）鸡蛋：具有补益肺虚的功用。

（12）豆腐：具有清肺化痰的功用。

50 哮喘患者适宜吃白萝卜吗

白萝卜味辛甘、性凉。生者能清热生津、化痰止咳定喘、凉血止血、利小便、解毒，熟者健脾和胃、消食下气，适用于黄痰较多、肺热明显的哮喘患者。

51 以白萝卜为主的哮喘食疗方有哪些

（1）萝卜炖猪肺：鲜白萝卜 500 ～ 600 克，猪肺 1 具。白萝卜洗净切块，猪肺反复洗净，切块，一起炖烂，调味食用。能补肺降逆，顺气平喘。可治虚性哮喘。

（2）萝卜汁蜜：白萝卜汁 300 毫升，加蜂蜜 30 克，混合拌匀后用，每日 3 次，每次用开水冲服 100 毫升，能润肺补中，润肠通便，化痰止咳平喘。

（3）萝卜汁：白萝卜汁 1 碗，红糖适量，一起煎服，能暖胃化痰，止咳平喘。

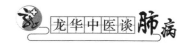

52 哮喘患者适宜吃核桃仁吗

核桃仁营养价值较高，有长寿果之称。核桃仁含脂肪 40% ～ 50%，其脂肪酸主要为亚油酸等不饱和脂肪酸，含蛋白质 15%，含糖类 10%，还含有钙、磷、铁及维生素 A、B 族维生素、维生素 E 等。核桃仁的营养易于吸收，对哮喘患者极为有利。核桃仁味甘、性温，能补肾助阳，补肺敛肺，镇咳祛痰，润肠通便，可用于肺肾两虚型咳嗽、肠燥便秘、肾虚腰痛、小便不利等病的治疗。

53 如何用含有核桃仁的食疗方调治哮喘

（1）红糖拌核桃仁：核桃 8 个，红糖适量，核桃放火上烤熟去壳，取核桃仁压碎，与红糖拌匀服食。每日 1 剂，于晚上用开水分次冲服，能补肺肾纳气，通便平喘。治疗哮喘发作有效。

（2）白蜜拌核桃仁：核桃仁 50 克，白蜜 50 克。将核桃仁捣烂，加蜜拌匀，隔水炖熟。开水冲服，每日 1 剂。具有补肺肾、润肠通便、平喘的作用，用于哮喘的治疗。

（3）核桃仁大米粥：核桃仁 30 克，大米 100 克。用水洗净，加水共煮成粥食用，每日 1 剂，分早、晚 2 次温服，可常用。能温阳健脾，纳气归肾，可用于脾肾阳虚哮喘治疗。

（4）核桃仁生姜片：核桃仁 1 ～ 2 个，生姜 1 片。每晚睡前同时嚼服。补肺肾纳气，止咳平喘，祛风和胃，对哮喘有辅助治疗作用。

54 中药香囊对哮喘患者的日常保健有什么作用

用绢布做成小囊袋，将有芳香性、挥发性的药物研末，装入囊袋内，缝严或用胶水粘严。适用哮喘儿童佩戴，挂在胸前，或放在口袋内，每日佩戴 6 小时以上。有预防感冒、防治过敏性鼻炎和哮喘的作用。香囊精心缝制，既小巧玲珑，美观大方，成为饰物，又能散发药香，防治疾病。

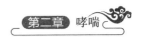

55 适用于哮喘患者使用的中药香囊有哪些

（1）感冒香囊：山柰 7 克，雄黄 3 克，高良姜 7 克，桂枝 9 克，佩兰 7 克，樟脑 3 克，冰片 2 克。上药先研山柰、雄黄、高良姜、桂枝、佩兰为细末，再加入樟脑、冰片共研，混匀，装入囊袋中，每囊袋装 3 克。

（2）菖葱香袋：鲜菖蒲 20 克，鲜葱白 20 克，上药共捣碎，棉布包之，悬挂于胸前。

（3）良佩桂冰香袋：高良姜 15 克，佩兰 5 克，桂枝 5 克，冰片 2 克。上药共研细末，装入布袋，每袋 5 克，挂在胸前。

（4）雄菖鬼臼朱砂袋：雄黄 60 克，石菖蒲 80 克，鬼臼 80 克，朱砂 20 克。上药共研细末。装入小布袋，每袋 5 克。

（5）雄柰樟冰袋：雄黄 6 克，山柰 50 克，樟脑 6 克，冰片 6 克。上药共研细末，装入小布囊袋，每袋 5 克。

56 哮喘能否根治

哮喘是遗传因素与环境因素共同作用的结果，目前尚不能通过改变遗传因素来治疗哮喘，但我们可以通过避免接触变应原，调整饮食结构，少吃致敏物，改善机体免疫状态，减轻气道炎症等途径来防治哮喘，从而尽量减少哮喘对患者生活的影响。从变态反应的发病机制来看，变应原的避免是最根本、最有效的方法，积极预防是防治哮喘的重要环节。

57 哮喘影响孩子的生长发育吗

哮喘的发病与免疫因素、神经精神因素、内分泌因素等多种因素有关，其病久反复发作者，可进一步影响患者的免疫状态、神经系统、营养代谢等，出现营养障碍、生长发育落后等。因此，哮喘要早期积极防治，从避免接触过敏原，积极治疗和清除感染病灶，去除各种诱发因素，控制哮喘发作，预防复发等多方面进行防治。

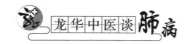

58 哮喘与过敏性鼻炎有关联吗

有关联。哮喘患者多伴有过敏性鼻炎。中医理论认为肺开窍于鼻，现代医学研究认为两者属于同一气道过敏性疾病，治疗上要肺鼻同治。

59 哮喘患者家里适合养花草绿植吗

原则上不建议，尤其是有较强花香、花粉较多的绿植，不适宜室内摆放，以免诱发哮喘发作。

60 哮喘患者有必要完善过敏原检测吗

非常有必要。现在的过敏原检测是通过抽取血液化验20大类常见过敏物：如花粉、尘螨虫、牛奶、鸡蛋、虾蟹、猫狗毛、黄豆、笋、鱼类等。若检测结果阳性，提示以后要避免接触或摄入过敏原。

61 哮喘患者家中适宜摆放毛毯、地毯吗

不适宜。毛毯、地毯多为羊毛制品，且容易滋生螨虫，积累灰尘，这些都是潜在的引起哮喘发作的过敏原。

62 上呼吸道感染对哮喘患者有危害吗

有。上呼吸道感染是哮喘诱发的一个关键因素，反复的上呼吸道感染造成的气道高反应状态是发生哮喘的基本机制，也是复发的主要因素，所以要预防上呼吸道感染的发作。

63 老年哮喘患者能打肺炎疫苗、流感疫苗吗

可以。能提高老年患者免疫功能，减少上呼吸道感染的发作，有助于哮喘的控制。

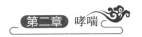

64 老年哮喘患者合并冠心病，能服用阿司匹林吗

有些哮喘患者服用阿司匹林后会诱发胸闷气短，称为"阿司匹林哮喘"，所以合并冠心病的哮喘患者应避免服用阿司匹林，可以用波立维等其他药物替代。

65 哮喘患者平素穿衣服有什么需要注意的吗

衣服材质要避免毛绒、羊绒、呢绒，以尼龙布料为主。

66 哮喘患者如何清扫室内灰尘

应使用强力吸尘器或潮湿方法进行清扫，勿用干布或鸡毛掸子，以免扬起灰尘。

67 可洗涤卧具如何清洁除螨

可洗涤卧具如床单、被套、枕巾等应每隔 7～10 天用 55℃以上的热水烫洗 10～20 分钟，可以杀死螨虫，用 100℃热水可使致敏蛋白变性，效果更好。

68 难以洗涤的卧具如何清洁除螨

难以洗涤的卧具如被芯、床垫等应经常暴晒并拍打，将其中的尘螨、尘土、皮屑等拍出来，或用有除螨功能的吸尘器。

69 如何改善室内二手烟环境

每日室内加强通风，可以放置空气净化器，减少二手烟雾对哮喘患者的影响。

70 哮喘患者家中空调需要定期清洁吗

非常需要。家庭空调若不清洁，空调内部网栅空隙上容易累积灰尘，滋生螨虫，空调运转工作时，这些灰尘微粒及螨虫会随气流散播，增加诱发哮

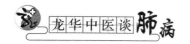

喘发作的概率。

71 哮喘患者过敏原阴性，能吃海鲜吗

海鲜属于发物，哮喘患者应尽量少吃。

72 哮喘患者猫狗过敏原阴性，能养猫狗吗

不建议养。猫狗宠物产生的过敏原除了宠物毛屑外，还有体表寄生虫及其排泄物，也可能会诱发过敏反应。

73 哮喘患者什么时候外出要戴口罩

严重污染天气、春暖花开传播花粉的季节，外出时最好要戴防 PM2.5 的口罩，减少 PM2.5 及花粉对哮喘患者气道的刺激。

74 临床小儿哮喘中药小验方有哪些

（1）疏风宣肺解痉汤：麻黄 5 克，杏仁 5 克，荆芥 5 克，防风 4 克，蝉蜕 3 克，地龙 5 克，僵蚕 4 克，钩藤 5 克，甘草 6 克。主治小儿咳嗽变异性哮喘。

（2）搜风解痉止咳汤：麻黄 3 克，蝉蜕 3 克，地龙 6 克，枳实 6 克，前胡 9 克，徐长卿 9 克，苍耳草 9 克，紫菀 9 克，款冬花 9 克，橘红 3 克，陈天南星 3 克，甘草 3 克。主治小儿变异性哮喘。

（3）甘梅汤：乌梅 10 克，白前 10 克，五味子 10 克，陈皮 6 克，半夏 6 克，甘草 6 克。主治小儿咳嗽变异性哮喘。

（4）过敏煎：柴胡 10 克，防风 10 克，五味子 6 克，乌梅 10 克，甘草 6 克。主治咳嗽变异性哮喘。

（5）二黄丹龙汤：麻黄 3 克，黄芩 10 克，丹参 10 克，地龙 10 克。主治：小儿哮喘。

（6）五子平喘汤：麻黄 6 克，半夏 6 克，苏子 6 克，白芥子 6 克，莱菔子 6 克，葶苈子 6 克，车前子 12 克，杏仁 5 克，五味子 6 克，干姜 6 克，地

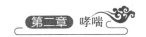

龙 6 克，炙甘草 6 克。主治小儿寒哮。

（7）五虎汤：炙麻黄 6 克，杏仁 6 克，生石膏 10 克，桑白皮 9 克，细辛 2 克，甘草 6 克。主治小儿热哮。

（8）鼻哮汤：紫苏子 12 克，地龙 12 克，麻黄 6 克，细辛 2 克，黄芩 12 克，射干 12 克，苍耳子 6 克，辛夷 6 克，白鲜皮 12 克，徐长卿 12 克，白屈菜 12 克，全蝎 2 克。主治鼻性哮喘。

（9）乌梅丸汤：乌梅 10 克，细辛 10 克，干姜 15 克，黄连 10 克，当归 10 克，制附子 10 克，花椒 10 克，桂枝 10 克，人参 10 克，黄柏 6 克，枳壳 15 克，瓜蒌 30 克。主治激素依赖型哮喘。

（10）益肾脱敏汤：麻黄 10 克，白果 6 克，蝉蜕 15 克，地龙 20 克，辛夷 10 克，苍耳子 10 克，熟地黄 30 克，党参 15 克，补骨脂 30 克，苦参 15 克，淫羊藿 15 克，制首乌 30 克，穿山龙 15 克，僵蚕 10 克，甘草 10 克，川芎 10 克。主治哮喘。

75 哮喘患者能肌肉注射喘可治吗

喘可治的药物组成：淫羊藿、巴戟天，有温肾平喘功效。适合肾阳虚寒的哮喘患者肌肉注射。

76 喘可治如何使用

每次肌肉注射 4 毫升，一日两到三次，或遵医嘱。

77 喘可治的疗程一般多久

喘可治一般用于哮喘预防治疗，适宜在每年冬病夏治期间（7～9 月）肌肉注射，连续三年，对防治哮喘效果更好。

78 还有哪些肌肉注射药物可以防治哮喘

黄芪注射液、核酪注射液、胸腺肽注射液等。

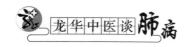

79 冬病夏治外治穴位敷贴方常用哪些中药

外敷药物常用白芥子、延胡索、甘遂、细辛、肉桂等。使用时将上药研细末用凡士林调成糊状，做成直径约为 1 厘米的药饼，用胶布固定在穴位上。每次选用左右对称 6 个穴位，交替外敷。

80 冬病夏治外治穴位敷贴常选用哪些穴位

临床选用的穴位主要为膀胱经、奇经八脉上具有止咳、定喘功效的穴位及一些相关奇穴。如：肺俞、风门、厥阴俞、脾俞、心俞、膈俞、膏肓、肾俞、天突、大椎、膻中、定喘等。

81 冬病夏治穴位敷贴治疗每年什么时候最佳

夏季 7～9 月为冬病夏治敷贴治疗时间窗，其中尤以三伏期间为最佳。

82 夏季如何确定"三伏"入伏时间

"三伏"是初伏、中伏和末伏的统称，每年出现在阳历 7 月中旬到 8 月中旬。按我国阴历（农历）气候规律：夏至后第三个庚日开始为头伏（初伏），第四个庚日为中伏（二伏），立秋后第一个庚日为末伏（三伏），每伏 10 天共30 天。有的年份"中伏"为 20 天，则共有 40 天。

83 冬病夏治穴位敷贴疗程一般多久

冬病夏治穴位敷贴，每隔 3 天 1 次，每次 3～4 小时，敷贴 10 次为 1 疗程，一般连续敷贴 3 个夏季。

84 如何决定穴位敷贴时间长短

因人而异，一般 3～4 小时，可根据贴药后的感觉选择缩短或延长贴药时间。皮肤敏感，久病、体弱、消瘦者，用药量不宜过大，贴敷时间不宜过久。敷后局部有蚁走感或皮肤出现发红、灼热、疼痛者可提前取下，反之如

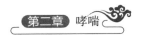

贴后皮肤微痒舒适者可酌情延长贴药时间。

85 皮肤对敷贴敷料过敏如何处理

个别皮肤敏感哮喘患者对敷贴贴料过敏，可以改用透气纱布外固定住敷贴药物，同时减少敷贴时间。

86 敷贴后皮肤出现发红蜕皮疼痛如何处理

宜暂停后续敷贴，可以外涂清凉膏清凉止痛。

87 敷贴后皮肤出现水疱如何处理

局部皮肤消毒后，可以用无菌针尖刺破水疱，抽吸干净疱液，外涂安尔碘。

88 什么是冬病冬治

冬季"三九天"是一年中最寒冷的时候，是人体阳气最弱的时候，也是哮喘急性发作加重的季节。人体体内阳气不足，在此时将温热药物外敷于机体特定穴位，对人体阳气进行补充与促进，可以达到振奋阳气、疏通经络、调整脏腑功能、驱邪外出等作用，从而减轻冬季哮喘症状。

89 冬病冬治如何防治哮喘

治疗方案同冬病夏治，可以采用内服、外治综合治疗。

90 哮喘患者能吃百令胶囊吗

可以。百令胶囊主要成分是冬虫夏草，适合体虚易感哮喘人群长期服用。

91 寒性哮喘患者可以服用哪些中成药

（1）苏子降气丸：一天2次，每次一袋。

（2）三拗片：一天3次，每次2片。

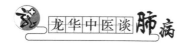

（3）苓桂咳喘宁：一天3次，每次5粒。

（4）小青龙口服液：一天3次，每次2支。

（5）咳喘六味合剂：一天3次，每次20毫升。

92 热性哮喘患者可以服用哪些中成药

（1）十味龙胆花颗粒：一天3次，每次一袋。

（2）哮喘宁颗粒：一天3次，每次一袋。

（3）海珠喘息定片：一天3次，每次2～4片。

（4）支气管炎片：一天3次，每次5片。

（5）肺力咳合剂：一天3次，每次20毫升。

93 咳嗽变异性哮喘患者可以服用哪些中成药

（1）苏黄止咳胶囊：一天3次，每次3粒。

（2）川芎平喘合剂：一天3次，每次20毫升。

（3）玉屏风颗粒：一天3次，每次1袋。

（4）黄龙合剂：一天3次，每次20毫升。

（5）小儿咳喘灵颗粒：一天3次，2岁内1克/次，3～6岁1.5克/次，6岁以上2克/次。

94 长期使用舒利迭的哮喘患者出现咽部不适，如何处理

嘱患者吸入舒利迭粉剂后要及时漱口多次，咽部不适可以含服清咽滴丸、银黄含片、百蕊片等。

95 长期使用舒利迭的哮喘患者出现声音嘶哑，如何预防处理

吸完药物后及时漱口，可以口服黄氏响声丸改善声音嘶哑。

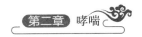

96 小儿哮喘可以用哪些中药方

（1）宣肺疏表汤：苏子、淡豆豉、法半夏各 4.5 克，防风、前胡、杏仁各 3 克，薄荷（后入）、炒枳壳、薄橘红、桔梗各 2.4 克，葱 3 根，生姜 1 片。水煎服，每日一剂。功效：宣肺解表，利气化痰。

（2）通腑降痰汤：郁李仁、瓜蒌皮、杏仁、制半夏各 4.5 克，枳壳、淡竹茹各 3 克，礞石滚痰丸（研碎）2.4 克。水煎服，每日一剂。煎汤送服礞石滚痰丸（研碎）2.4 克。功效：肃肺气，降顽痰。

（3）补肾固本汤：紫河车、芡实、煅龙骨各 9 克，五味子、炙甘草、制黄精各 6 克，鹿角霜、野山参各 3 克，制附子片、肉桂各 1.5 克。共研细末，1 次 6 克，1 日 3 次，开水调服，3 日服完。功效：补肾固本，兼扶脾胃。

（4）杏苏二阴汤：杏仁 6 克，苏子 9 克，葶苈子 6 克，茯苓 9 克，陈皮、法半夏、炙紫菀各 6 克，薏苡仁 9 克，甘草 2 克。水煎服，每日一剂。功效：降气化痰，肃肺平喘。

（5）降逆祛痰方：炙麻黄 3 克，杏仁 6 克，苏子 9 克，葶苈子 6 克，桑白皮 9 克，陈皮 9 克，法半夏 6 克，茯苓 9 克，甘草 2 克。水煎服，每日一剂。功效：宣肺降逆，理气化痰。

97 哮喘发作与情志变化有关联吗

哮喘的发作和精神紧张及情绪变化密切相关，中医学认为喜、怒、忧、思、悲、恐、惊等各种情志的剧烈波动均可引起气机紊乱而发生哮喘。消除紧张，减轻压力，保持精神愉快，乐观开朗，心境平和，情绪稳定是防止哮喘复发的重要措施。消除恐惧和焦虑心理，有利于促进疾病恢复。

98 哮喘的中药汤剂如何煎服

在哮喘急性期，所服中药一般不宜久煎，煎药前先用清水浸泡药材 30 分钟，旺火煮沸 15 分钟即可滤出，然后再加温水煎煮 1 次。冷哮患者中药宜温热服，热哮患者中药宜温凉服。服药后应卧床休息片刻，避免吹风受凉。

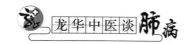

99 寒哮患者可以吃哪些食物

寒哮患者饮食宜偏温，可进食一些温热宣通食物，如猪肝、雀肉、红糖、生姜、红枣、荔枝、桂圆、杏、樱桃、石榴等。

100 热哮患者可以吃哪些食物

热哮患者饮食宜清淡，多选寒凉食物，如绿豆、薏苡仁、甲鱼、苦瓜、白萝卜、藕节、荸荠、冬瓜、西瓜、梨、柚子、甘蔗等。

第三章 间质性肺疾病

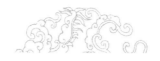 什么是间质性肺疾病

间质性肺疾病是一组以肺泡单位的炎症和间质纤维化为基本病变的疾病的总称，不包括肺的肿瘤和肺部感染性疾病。

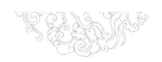 间质性肺疾病有哪些病因

（1）环境因素：生活及生产环境中的有毒有害物质，如①无机粉尘：煤尘、石棉、石粉；②有机粉尘：化工厂废气，汽车尾气；③环境中的各类过敏原：动物毛屑、花粉、尘螨等；④有害气体：工业废气硫氧化物、氮氧化物等；⑤烟雾：大气污染颗粒物等；⑥农药：百草枯等。

（2）治疗相关因素：①药物：抗肿瘤药物、抗生素及化学药物、违禁药物、类固醇抗炎制剂、口服降糖药物、抗痉挛药等；②氧疗：如氧中毒对肺部的损害；③放疗：如肿瘤治疗中放射线对肺部的损害；④脏器移植的排异反应；⑤血液透析等。

（3）生物学因素：各种细菌、病毒以及其他微生物等。

（4）其他系统疾病：如慢性心脏疾病导致慢性肺淤血，慢性肾功能不全尤其是尿毒症期体内毒素对肺脏的损害等。

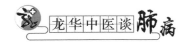

（5）ARDS 恢复期。

（6）肿瘤的肺部转移。

3 间质性肺疾病有哪些常见的临床症状

（1）呼吸困难：呼吸困难是间质性肺疾病具有的特征性的症状，多数患者呼吸困难刚开始只发生在运动之后，随着病情的进展，患者即使在静息状态下也会出现呼吸困难。最具有代表性的是特发性肺纤维化，表现为逐渐加重的活动后呼吸困难，早期甚至在胸片或 CT 都没出现异常时即有呼吸困难。间质性肺疾病呼吸困难的程度、发展速度与具体疾病有关，与胸片或 CT 的病变严重程度不完全等同。例如类风湿关节炎引起的肺纤维化，有时胸片或 CT 已经出现典型的蜂窝样变化，但患者却没有明显呼吸困难。也有少数患者表现为急性发作、短期内加重、严重的呼吸困难，主要见于急性间质性肺炎、急性肺水肿和肺泡内出血等疾病。部分多发性肌炎伴间质性肺病患者可出现明显的呼吸困难，而其原发病的症状（神经肌肉的运动及感觉功能异常）在出现呼吸道症状一段时间后才出现。

（2）咳嗽：82% ～ 90% 的患者有不同程度的干咳或有少量黏痰，同一疾病的咳嗽严重程度有时也相差甚远，比如有些特发性肺纤维化患者早期咳嗽就比较严重，而且不易缓解，往往令患者感觉非常痛苦。部分患者在出现肺部感染时，痰量会增多，并会出现黄脓痰。有些间质性肺疾病患者晚期咳嗽仍然非常轻微，但也有部分间质性肺疾病患者的咳嗽咳痰症状非常明显。

（3）咯血：发生率很低，可表现为痰中带血、少量咯血和大量咯血。反复咯血常见于肺出血 - 肾炎综合征、特发性肺含铁血黄素沉着症、韦格纳肉芽肿、肺小血管炎等，部分淋巴管肌瘤病患者也会有少量咯血。

（4）气胸：是指胸膜破损，气体进入了胸膜腔，表现为突发的胸闷、胸痛、呼吸困难。气胸与间质性肺疾病中某些特定的疾病有关。年轻的女性患者反复单侧或双侧自发性气胸应考虑淋巴管肌瘤病、结节性硬化症；吸烟的男性患者反复单侧或双侧自发性气胸应考虑肺朗格汉斯细胞组织细胞增生症。少数特发性肺纤维化患者也会发生

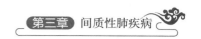

气胸。

（5）乳糜胸、乳糜腹水：是指胸导管破裂或阻塞，导致乳糜液溢入胸腔或腹腔所致，胸腔或腹腔穿刺抽液可抽出乳白色的液体，乳糜试验阳性。多见于淋巴管肌瘤病。

（6）其他症状：除外以上呼吸道症状外，也可有全身症状如骨骼肌疼痛、乏力、发热、关节疼痛或肿胀、光过敏（在阳光下暴晒或受其他射线或人工光源的照射，患者面部的红斑加重，或暴露皮肤出现红色斑疹、丘疹或大疱性皮疹伴有烧灼感、痒痛感，或使全身症状加重），雷诺现象（四肢肢端接连出现苍白、青紫而后潮红的现象，多发生于上肢，两侧对称）、眼干、口干等。

④ 间质性肺疾病有哪些常见的体征

（1）肺部听诊：表浅、细小、高调的湿啰音，称为 Velcro 啰音，类似尼龙带拉开的声音，这种啰音与慢性支气管炎或支气管扩张等粗湿啰音完全不同，Velcro 啰音来自末梢气道，分布广泛，以中下肺和双肺底居多，但在肺部肉芽肿性疾病很少见，如肺结节病。间质性肺疾病偶尔也可闻及哮鸣音，往往提示间质性肺疾病影响到了气道，如变应性支气管肺曲菌病、变应性血管炎和肉芽肿病、慢性嗜酸性粒细胞肺炎。结节病、韦格纳肉芽肿及淀粉样变性等疾病引起气管内病变和狭窄也会出现哮鸣音。

（2）杵状指：表现为末端指节明显增生、肥厚、呈杵状膨大，指甲从根部到末端呈拱形隆起，40% ～ 80% 的特发性肺纤维化患者会有杵状指，出现早、程度重，但在结节病等疾病中罕见。

（3）紫绀：是指皮肤、黏膜呈青紫色，在口唇、鼻尖、颊部和甲床等处较为明显，表明疾病已进入晚期。

（4）肺动脉高压：晚期患者可有明显肺动脉高压体征，比如肺动脉听诊区第二心音亢进、颈静脉怒张、肝大和周围水肿等。

（5）肺外体征：如皮肤结节性红斑、外周淋巴结肿大、肝脾肿大多见于结节病；特征性皮疹和皮损变化多见于某些结缔组织病，如类风湿关节炎、

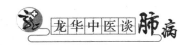
系统性红斑狼疮、皮肌炎、播散性朗格汉斯细胞组织细胞增生症等；肌肉压痛及近端肌无力提示多发性肌炎；关节炎的体征多见于类风湿关节炎、系统性红斑狼疮和多发性肌炎等；结节病可伴发关节炎；指（趾）硬化、雷诺征、毛细血管扩张是皮肌炎和 CREST 综合征的典型表现；虹膜炎、葡萄膜炎、结膜炎见于结节病或结缔组织病；伴中枢系统异常、糖尿病、脑垂体前叶功能异常应考虑结节病、肺朗格汉斯细胞组织细胞增生症；韦格纳肉芽肿常有反复发作的鼻炎。

5 间质性肺疾病确诊需要做哪些实验室检查

用于间质性肺疾病的常规实验室检查包括白细胞及血小板计数、红细胞沉降率（ESR）、血生化（血清电解质、血清尿素氮、肌酐、肝功能和血钙）测定。

大多数实验室检查对间质性肺疾病的特异性诊断价值有限。ESR 升高，轻度 CRP 增高和高丙球蛋白血症等在间质性肺疾病也很常见，但无特异性。如血沉升高可见于结核病、结缔组织病（CTD），系统性血管炎、恶性肿瘤等。血清自身抗体（RF、ANA）升高既见于结缔组织病，也可见于特发性肺纤维化（IPF）。10% ～ 20% 的特发性肺纤维化患者可出现低滴定量的 ANA（＜1∶160）和类风湿因子，随着疾病的发展，这些患者后期也可能出现结缔组织病的特异性临床表现。血管紧张素转化酶（ACE）在结节病患者可出现升高，但也可出现在其他疾病（如硅肺、外源性过敏性肺泡炎、淋巴细胞间质性肺炎），因此其敏感性和特异性均不高。

少数实验室检查项目对提示特定的诊断有较大价值，如抗中性粒细胞胞浆抗体（ANCA）对系统性血管炎特别是韦格纳肉芽肿有诊断意义。怀疑Goodpasture 综合征（肺出血－肾炎综合征）检查抗肾小球基底膜抗体，则有可能替代肾活检做出临床诊断。针对有机抗原测定血清沉淀抗体有助于外源性过敏性肺泡炎（HP）的诊断，但阴性不能排除 HP。

注意实验室检查与临床表现结合有利于缩小疑似诊断的范围，尽快地明确间质性肺疾病具体的特异性诊断。出现近端肌无力或压痛时，为排除多肌炎需要检测血醛缩酶、肌酸激酶、抗 JO-1 抗体甚至做肌电图和肌肉活检。临床和病理证实诊断淋巴细胞性间质性肺炎时，需要进一步行血清学检查以排除结缔组织病（特别是 Sjogren 综合征），免疫球蛋白水平（评估免疫缺损的情况）和 HIV 检测。血癌胚抗原检测对肺泡细胞癌和肿瘤肺转移的诊断有帮助。

实验室检查很少单独用于间质性肺疾病的诊断，但结合临床则具有支持诊断意义。

6 肺功能检测在间质性肺疾病中有何意义

肺功能检测包括肺活量测定（伴或不伴支气管激发试验）、肺容积测定和肺 CO 弥散量（DLco）测定。肺功能检测不能明确具体间质性肺疾病的病因，但在排除其他疾病、病情的严重程度分级、观察治疗效果及预后方面可提供客观评价的指标。

在间质性肺疾病最常见的肺功能检测异常表现为限制性通气功能障碍和弥散功能障碍（DLco 降低）。典型的限制性通气障碍表现为肺容积减少，肺总量（TLC），功能性残气量（FRC），残气量（RV）< 80% 预计值，1 秒钟用力呼气量（FEV_1）和用力肺活量（FVC）同时减少，FEV_1/FVC 比值升高。但少数间质性肺疾病有时可出现肺容积增加（如 LAM、PLCH），DLco 增加（如弥漫性肺泡出血综合征），同时伴阻塞性通气功能障碍对某些疾病的诊断有一定的帮助。无肺气肿的患者出现混合性通气功能障碍（FEV_1/FVC 比值降低、RV 增加、流速 – 容量曲线气流受限），提示可能存在结节病、过敏性肺泡炎、呼吸性细支气管炎伴间质性疾病、PICH、LAM 或某些伴气喘的间质性肺疾病（慢性嗜酸性粒细胞性肺炎、CSS）。仅有阻塞性通气功能障碍则提示闭塞性细支气管炎（不伴机化性肺炎）和缩窄性细支气管炎。

间质性肺疾病患者疾病的早期肺功能检测和静息时动脉血气分析可完全正常。但在运动时，动脉血气分析可以发现生理异常，如动脉血氧分压降低，肺泡 – 动脉血氧分压差（$A-aPO_2$）增加等。因此，通过 6 分钟步行试验测定

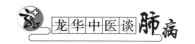

脉搏、血氧饱和度的变化情况，有助于指导诊断、干预治疗，决定是否需要吸氧治疗。早期间质性肺疾病患者无或极少有症状，在做6分钟步行试验时无明显脉搏血氧饱和度的降低，可行标准心肺运动试验，检测峰值耗氧量，运动时的气体交换和无效腔通气量。但该检查操作复杂，费用比较昂贵，临床的实用价值有限。

7 高分辨率CT在诊断间质性肺病中有何意义

几乎所有间质性肺疾病患者在初始临床评价中都需要进行胸部高分辨率CT（HRCT）。HRCT较常规胸片更敏感（敏感性＞90%），能更好显示胸膜、肺门和纵隔病变。HRCT的影像学显示不同的病变，提示不同的疾病诊断范围。HRCT反映的病变情况与生理学的损伤程度有较高的一致性，对于指导行支气管肺泡灌洗及肺活检具有重要意义。

HRCT比胸片更能清楚地观察肺间质的细微结构，在诊断或排除疾病中具有不可替代的作用。随着CT成像技术的不断提高和病理与影像对照研究的进展，对于不同类型间质性肺疾病的HRCT表现有了更深入的了解。HRCT在间质性肺疾病的临床诊断及具体诊断路径中发挥了重要的作用，通过对HRCT表现和分布特点的分析和判断，可以决定和选择下一步针对性的实验室检查、气管镜或外肺活检。

8 间质性肺疾病的治疗措施有哪些

间质性肺疾病没有统一的治疗方案，根据间质性肺疾病的病因不同，其治疗方法也不同，而对于相同疾病的患者，其治疗方法也应根据疾病的临床表现、疾病的病程阶段而有所改变，治疗应个体化。

（1）氧疗：在静息、睡眠、活动时维持患者血氧饱和度在90%以上，吸氧可减轻运动所致的低氧血症，提高运动能力。患者有条件的话，应该在家中置备简易的血氧饱和度监测仪以及制氧机或者氧气钢瓶。

（2）止咳：咳嗽是令许多间质性肺疾病患者倍感痛苦的症状，口服可待因、复方甲氧那明等止咳药物可减轻咳嗽程度，改善生活质量。

（3）肺康复治疗：包括患者评估、运动训练、健康教育、营养干预和社会心理支持等。根据患者的心理和不同个体的情况制定多种锻炼计划，有计划地安排日常活动，以维持患者的最佳骨骼肌肉状态。

（4）常见并发症：对胃食管反流、睡眠呼吸障碍、肺动脉高压、冠心病等常见并发症应该进行评价和处理。

（5）定期接种疫苗，预防肺炎和流感。

（6）维持理想体重。

（7）对患者进行肺移植评价，筛选合格的肺移植候选人，安排合格的候选人进行肺移植登记。

9 中医对间质性肺疾病的认识是怎样的

间质性肺疾病在中国古代文献中没有明确记载，有关症状的描述多见于"肺痿""肺痹""喘证""咳嗽""短气"等疾病，其中"肺痹""肺痿"是从病机角度来命名，"喘证""咳嗽""短气"则是从临床症状来讲。现代医家对其病名及病因病机的论述也是仁者见仁、智者见智，目前尚未统一，具有代表性的主要有"肺痹"与"肺痿"。

"肺痿"病名首见于《金匮要略·肺痿肺痈咳嗽上气病脉证并治》，"热在上焦者，因咳而为肺痿""寸口脉数，其人咳，口中反有浊唾涎沫者何？师曰：为肺痿之病。""肺痿吐涎沫而不咳者，其人不渴，必遗尿，小便数，所以然者，以上虚不能制下故也，此为肺中冷，必眩，多涎唾，甘草干姜汤以温之""火逆上气，咽喉不利，止逆下气，麦门冬汤主之"。《诸病源候论·咳嗽病诸候》中指出："肺主气，为五脏上盖，气主皮毛，故易伤于风邪，风邪伤于脏腑，而血气虚弱，又因劳役大汗之后，或经大下而亡津液，津液竭绝，肺气壅塞，不能宣通诸脏之气，因成肺痿。"提出了肺痿的病因是外邪犯肺，或劳役汗下过度，阴津耗损，肺气受损，壅塞而成。喻嘉言《医门法律·肺痿肺痈》中将其治法归纳为"缓而图之，生胃津，润肺燥，下逆气，开积痰，止浊唾，补真气，散火热"。清代尤在泾《金匮要略心典》中说"痿者萎也，如草木之枯萎不荣，为津烁而肺焦也"，形象地描述了该病病因为津涸而致干

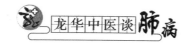

枯皱缩，肺叶萎弱不用的特点。

"肺痹"病名最早见于《黄帝内经》，《素问·玉机真脏论》曰"风寒客于人……弗治，病入舍于肺，名曰肺痹，发咳上气"，又如《素问·痹论》曰"五脏皆有所合，病久而不去者，内舍于其合也……皮痹不已，复感于邪，内舍于肺，所谓痹者，各以其时重感于风寒湿之气也"；又云"凡痹之客五脏者，肺痹者烦满喘而呕。淫气喘息，痹聚在肺……其入脏者死"，认为本病是由于邪气痹阻肺络，肺失宣肃，痰热内生而致病。

🔟 间质性肺病中医病名为何有"肺痹""肺痿"之分

间质性肺疾病很难用单一的中医学病名来表达，"肺痹""肺痿"二者均不矛盾，肺痹言肺为邪痹，痹阻不通，气血失于流畅，从邪实而言；肺痿言肺之痿弱不用，从本虚而言，他们代表了此类疾病在不同阶段的特点。在疾病早期，常因外感六淫诱发，以肺络痹阻的病理表现为主，当属肺痹；在疾病晚期，肺纤维化缠绵不愈，病机转化由气及血，由肺及肾，肺肾两虚，气血不充，络虚不荣，而肺气虚弱，津血不足，失于濡养是肺痿的基本病机特点，所以间质性肺疾病晚期当以肺痿为主。在疾病的慢性迁延期，存在着肺痹与肺痿的相互转化，只不过痹与痿的偏重不同而已。

🔢 间质性肺疾病中医病因病机是什么

本病病位在肺，而与脾、肾密切相关，后期病及于心。病因以正虚为本，邪犯为标，病性属本虚标实。病理因素主要为痰浊、瘀血。病初由于肺体虚损，感受外邪，耗伤津液，津聚为痰，痰浊蕴肺，病久势深，肺气郁滞，血行不畅，肺络瘀阻；亦可因气虚推动无力导致瘀血产生，而成痰瘀互结之证。外感诱发时则偏于邪实，平时偏于本虚。疾病初期，因素体亏虚，外邪犯肺，入里伤络，耗气伤津，邪实本虚；中期病及于脾，痰瘀痹阻，多属虚实夹杂；后期病及于肾、心，气虚及阳，或阴阳两虚，渐成危候。本病基本病机为"虚、痰、瘀"，并且痰瘀痹阻肺络贯穿始终。

12 间质性肺疾病中医治疗原则是什么

本病的基本病机为本虚标实，虚痰瘀贯穿病程始终，因此治疗应抓住治本、治标两个方面，扶正与祛邪并举，依其标本缓急，有所侧重。标实者，根据病邪的性质，分别采取祛邪宣肺，降气化痰等法。本虚者，当以补肺、滋肾、健脾为主，或气阴兼调，或阴阳两顾。痰浊、瘀血是本病的主要病理因素，益气活血化瘀通络法当贯穿疾病治疗始终。

13 间质性肺疾病中医如何分期论治

现代医学认为间质性肺疾病的病理过程分为三个阶段：渗出期（早期）、增生期（中期）、纤维化期（后期），随着病理过程的进展，病程延长，病情逐渐加重。目前，多数中医医家根据间质性肺疾病的发病过程，从中医病程进展来分期分型论治。

14 间质性肺疾病早期阶段如何辨证分型论治

（1）风热邪毒犯肺，肺络痹阻型

临床表现：外感引发间质性肺病反复发作，临床表现为干咳和劳力性气促加重，发热，微恶风寒，无汗或少汗，头痛，咳嗽，口微渴，苔薄白，舌边尖红，脉浮数。

治疗原则：疏风清热、宣肺止咳。

处方：桑菊饮合竹叶石膏汤加减。

用药：桑叶12克，菊花12克，杏仁12克，连翘15克，薄荷6克，桔梗9克，芦根6克，竹叶6克，石膏30克，半夏9克，麦冬15克，人参6克，粳米10克，甘草6克。

（2）风燥犯肺，肺络痹阻型

临床表现：微有寒热，干咳无痰，或痰中带血丝，胸痛，唇鼻、咽喉干燥，口渴，舌燥少津，脉浮。

治疗原则：辛润通络。

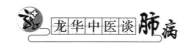

处方：凉燥者桑杏汤加减；温燥者杏苏散加减。

用药：桑杏汤加减，桑白皮 12 克，炒杏仁 12 克，南沙参 15 克，豆豉 12 克，川贝母 9 克，栀子 12 克，麦冬 15 克，知母 12 克，黄芩 12 克，瓜蒌 12 克，甘草 9 克。

杏苏散加减，杏仁 12 克，桔梗 9 克，黄芩 12 克，贝母 9 克，紫苏 12 克，枳壳 12 克，陈皮 12 克，前胡 12 克，桑白皮 12 克，麦冬 15 克，甘草 9 克。

（3）*痰热壅肺，痰瘀互阻型*

临床表现：身热，咳嗽或气喘，胸闷甚则胸痛，痰黄而黏稠，舌苔黄腻，痰涎壅盛，潮热便秘。舌红，苔黄腻或无苔，脉滑数。

治疗原则：清肺化痰，宣肺平喘。

处方：越婢加半夏汤或清金化痰汤加减。

用药：麻黄 9 克，石膏 30 克，半夏 15 克，黄芩 12 克，栀子 12 克，知母 15 克，桑白皮 15 克，瓜蒌仁 15 克，贝母 12 克，麦冬 15 克，橘红 12 克，茯苓 15 克，桔梗 9 克，大枣 12 克，甘草 9 克。

15 间质性肺疾病中期阶段如何辨证分型论治

（1）*肺脾气虚，痰瘀互阻型*

临床表现：干咳和劳力性气促反复发作，胸闷，咳嗽，动则尤甚，咳痰清稀，伴随食欲减退，神疲乏力，动则汗出，面色淡白，舌淡苔白，或唇舌淡紫，脉弱。

治疗原则：补益心肺、活血化瘀。

处方：补肺汤合八珍汤加减。

用药：桑白皮 15 克，熟地黄 15 克，人参 6 克，紫菀 15 克，黄芪 15 克，五味子 9 克，当归 15 克，川芎 15 克，白芍 15 克，白术 15 克，茯苓 15 克，炙甘草 9 克。

（2）*气阴两虚，痰瘀互阻型*

临床表现：反复发作咳嗽，痰多，劳力性气促，胸闷，动则尤甚，咳痰清稀，咳痰，舌淡暗、苔薄白或舌红少苔，脉弱或细数。

治疗原则：益气养阴、化瘀止咳。

处方：沙参麦冬汤合桃红四物汤加减。

用药：北沙参 15 克，玉竹 12 克，麦冬 15 克，天花粉 15 克，白扁豆 12 克，桑叶 12 克，熟地黄 15 克，当归 15 克，白芍 12 克，川芎 15 克，桃仁 9 克，红花 9 克，生甘草 9 克。

（3）肺肾阴虚，痰瘀互阻型

临床表现：干咳少痰或带血丝，口干、咽干、鼻干，咽痒声嘶，气短，动则气促，午后颧红，盗汗，腰酸，膝软，肌肤甲错，舌苔少，舌质黯红，脉细弦数。

治疗原则：补肺滋肾，化瘀平喘。

处方：百合固金汤、麦味地黄丸合桃红四物汤加减。

用药：熟地黄 15 克，生地黄 15 克，当归身 15 克，白芍 15 克，桔梗 9 克，玄参 15 克，贝母 12 克，麦冬 15 克，百合 12 克，山茱萸 9 克，山药 15 克，牡丹皮 12 克，茯苓 15 克，泽泻 15 克，五味子 9 克，川芎 15 克，桃仁 9 克，红花 9 克，生甘草 9 克。

（4）阳虚水泛，痰瘀阻肺型

临床表现：反复发作咳嗽和劳力性气促，胸闷，气短，下肢水肿，眼睑水肿，可逐渐加重，甚则腹水，伴随肢冷，腰膝酸软，食欲减退，消瘦和乏力，舌黯苔白，脉沉迟或结代等症状。

治疗原则：温阳利水、活血化瘀。

处方：真武汤、桃红四物汤、葶苈大枣泻肺汤加减。

用药：茯苓 30 克，芍药 15 克，白术 12 克，生姜 9 克，炮附子 15 克，葶苈子 30 克，地龙 9 克，大枣 15 克，当归 15 克，川芎 15 克，桃仁 9 克，红花 9 克，生甘草 9 克。

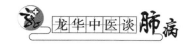

16 间质性肺疾病后期阶段如何辨证分型论治

此时多为阴阳俱虚，瘀血阻滞型。

临床表现：反复发作咳嗽和劳力性气促，可逐渐加重，喘促气不得续，下肢水肿，眼睑浮肿，面红或面青，汗出如油或汗出如珠，咽干，烦躁，肢冷，喘剧，张口抬肩，鼻扇气促，端坐不能平卧，心悸，面唇青紫，伴随食欲减退，体重减轻，消瘦和乏力，舌红少津，脉虚细数或浮大无根或见歇止，神志不清。

治疗原则：回阳救逆、益气复脉、活血化瘀。

处方：参附汤合生脉散加减。

用药：人参 15 克，附子 15 克，麦冬 15 克，五味子 9 克。

17 间质性肺疾病患者适宜的食物有哪些

（1）富含蛋白质又易于吸收利用的食物：猪肺、猪瘦肉、鸡肉、鹧鸪、蛤蚧、燕窝、银鱼、鲍鱼、海蜇、豆腐、腐竹、豆浆、杏仁、芝麻、核桃等。

（2）富含维生素的新鲜蔬菜和水果：竹笋、芦笋、茄子、胡萝卜、丝瓜、白菜等，豆类、花生、酵母、薯类等，柚子、柿子、草莓、番石榴、雪梨、枇杷、柑橘、无花果、荸荠等。

（3）具补肺养阴、降气平喘作用的食物：如百合、杏仁、白果、核桃、花生、罗汉果等。

18 间质性肺疾病患者宜忌口的食物有哪些

（1）有热象存在时，应禁食温热动火之物，如牛、羊、狗肉。

（2）忌食腌腊制品、咸味过重者，如咸鱼、咸肉、咸蛋、咸菜等。

（3）忌食辛辣、肥腻的食物及海鲜，如烟、酒、辣椒、胡椒、蒜、鱼、虾等。

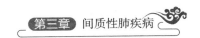

⑲ 间质性肺病早期阶段有哪些中医食疗方

（1）银杏菊花饮：菊花9克，银杏叶片6克，冰糖适量。将菊花和银杏叶洗净，放入茶杯中，用开水冲泡，盖严浸15分钟，加入适量冰糖，即可饮用。代茶饮。功效：疏散风热，清热解毒，活血化瘀。适用于风热邪毒犯肺，肺络痹阻型早期间质性肺病。

（2）燕窝参汤：燕窝5克，西洋参5克。先将燕窝用清水浸透，摘去羽毛杂物，洗净，晾去水气，同西洋参一起放进炖盅内，注入八成满的开水，加盖，隔水炖3小时以上。功效：养阴润燥，降火益气。适用于风燥犯肺，肺络痹阻型早期间质性肺病。

（3）秋梨膏：鸭梨6个、红枣80克，鲜藕60克，鲜姜20克，蜂蜜80毫升。将红枣洗净后对切去核，生姜去皮后切成细丝，鲜藕榨汁，梨削去外皮，将擦板架在锅上，把梨擦成梨蓉和梨汁。将去核后的红枣、姜丝、藕汁和冰糖放入锅内和梨蓉梨汁一起。盖上锅盖，用小火煮约30分钟，挤压过滤留汁，继续用最小火熬煮约1小时至浓稠后熄火放凉。在放凉后的梨浆里调入蜂蜜，拌匀后放入密封罐保存即可。功效：止咳、祛痰、生津、润肺。适用于风燥犯肺，肺络痹阻型早期间质性肺病。

（4）苇茎粥：芦根15克，杏仁10克，桃仁10克，生薏苡仁15克，粳米适量。将芦根、杏仁、桃仁加冷水浸泡30分钟左右，再用大火煮沸后改用文火，煎煮30分钟左右，滤取药液后再加水煎煮，二煎同法煎煮15～20分钟，合并滤液。然后用滤液浸泡生薏苡仁、粳米，如常法熬粥。功效：清热化痰，宣肺平喘，活血化瘀。适用于痰热壅肺、痰瘀互阻型早期间质性肺病。

（5）瓜蒌桃仁饮：瓜蒌9克，桃仁10克。将瓜蒌和桃仁加冷水浸泡30分钟左右，再用大火煮沸后改用文火，煎煮30分钟左右，滤取药液后再加水煎煮，二煎同法煎煮15～20分钟，合并滤液，煎汤代茶饮。适用于痰热壅肺、痰瘀互阻型早期间质性肺病。

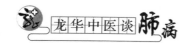

20 间质性肺病中期阶段有哪些中医食疗方

（1）双参粥：生晒参 10 克，丹参 15 克，薏苡仁 10 克，粳米 100 克。将前两味煎汤，然后用汤浸泡生薏苡仁、粳米，熬粥。功效：补益肺脾，祛痰化瘀。适用于肺脾气虚、痰瘀互阻型中期间质性肺病。

（2）黄芪三七炖鸡：黄芪 30 克，三七 10 克，陈皮 9 克，黑木耳 100 克，母鸡肉 500 克，混合用文火炖酥烂后，配以调料，再旺火烧开，每隔 3～5 天服食 1 剂。功效：补益心肺，祛痰化瘀。适用于肺脾气虚、痰瘀互阻型中期间质性肺病。

（3）生脉饮：人参 10 克，五味子 6 克，麦冬 15 克。将上三味煎汤代茶饮。功效：益气养阴，化痰止嗽。适用于气阴两虚、痰瘀互阻型中期间质性肺病。

（4）参芪天地茶：黄芪 9 克，生地黄 9 克，川贝母 3 克，玄参 15 克，天冬 15 克。将上五味煎汤代茶饮。功效：益气养阴，化痰止嗽，活血化瘀。适用于气阴两虚、痰瘀互阻型中期间质性肺病。

（5）虫草猪肺汤：猪肺 200 克，冬虫夏草 15 克。将猪肺洗净切成块，与冬虫夏草一同入锅，加水适量，用武火煮沸，再转用文火炖煮约 80 分钟，至猪肺熟烂即成。饮汤吃猪肺。功效：补肺益肾，止咳平喘。适用于肺肾阴虚、痰瘀互阻型中期间质性肺病。

（6）苓桂术姜汤：茯苓 15 克，桂枝 12 克，白术 15 克，干姜 3 克，益母草 15 克。将上五味煎汤代茶饮。功效：温阳利水，活血化瘀。适用于阳虚水泛、痰瘀阻肺型中期间质性肺病。

（7）姜汁牛肉饭：鲜牛肉 100 克，姜汁 5 克，肉桂 3 克，粳米 500 克，酱油、花生油各适量。将鲜牛肉切碎，剁成肉糜状，放碟上，然后加姜汁、肉桂粉，拌匀后加些酱油、花生油再拌。把粳米淘净放入砂锅中，加适量水，如常法煮饭，待锅中水分将干时，将牛肉倒入米饭，约蒸 15 分钟，待牛肉蒸熟即成。做主食，随意食用。功效：温阳利水，强筋壮骨。适用于肾阳不足、阳虚水泛型中期间质性肺病。

（8）车前草米汤：车前草鲜品 30 克（干品 10 克），炮姜 3 克，炒薏米 50 克。将车前草、炮姜洗净，与薏米一同放入锅内煎煮，待米烂成粥时即可。功效：温阳健脾，泻肺利水，祛痰止咳。适用于脾肾阳虚、阳虚水泛型中期间质性肺病。

21 间质性肺病后期阶段有哪些中医食疗方

（1）参桂汤：肉桂 6 克，干姜 3 克，麦冬 15 克，石斛 15 克，五味子 9 克，红参 9 克。煎汤代茶饮。急送服。功效：回阳救阴，益气复脉，活血化瘀。适用于阴阳俱虚、瘀血阻滞型后期间质性肺病。

（2）芪精复脉饮：炙黄芪 30 克，炙黄精 15 克，补骨脂 9 克，白术 15 克，茯苓 15 克。煎汤代茶饮。功效：益气复脉，活血化瘀。适用于阴阳俱虚、瘀血阻滞型后期间质性肺病。

22 间质性肺疾病适合中医冬季膏方调理吗

中医膏方治疗适用于间质性肺疾病病情稳定的患者（指服用膏方期间无咳、喘、痰、炎的急性加重），其治疗目标是减轻症状，阻止病情发展，改善肺功能，改善活动能力，提高生活质量。

对于间质性肺疾病近期反复感染，症见发热甚至高热，痰多色黄，呼吸急促等，影像学提示急性肺部感染者，暂时不宜服用膏方。由于这一阶段病势急、变化快，建议先予清肺祛痰，降气化痰，平喘止咳中药汤剂治疗。

23 间质性肺病用膏方治疗如何辨治

在运用膏方治疗间质性肺疾病时，强调辨证施治使其更有针对性，细察体质状况，分别施以益气、养血、滋阴、温阳的方法，又结合具体证候，兼顾温肺、清肺、化痰、消瘀等原则，常常将固本与治标相结合，扶正祛邪，平衡阴阳，调畅气血。本病早期病位在肺，后期累及脾肾，膏方以固本扶正为主，所以治疗亦从益肺、健脾和补肾入手。

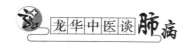

肺虚：一般用于病程不长，发作症状较轻，周期较短的患者，以"参芪汤"及"玉屏风散"为代表，常用中药为黄芪、白术、防风、太子参等，可以补益肺气，祛风固表，增加免疫功能，对感冒有预防作用。

脾虚：病期较长，缓解期常伴有咳嗽、咯痰，并伴有面色萎黄，胃纳不佳，神疲肢软等症，根据辨证，采用健脾和中法或健脾化痰法，常用处方为六君子汤加减，或用朱丹溪的"参术饮"等。脾胃乃后天之本，气血生化之源。健脾可以强肺，乃培土生金之理论，健脾又可以化痰，因为痰湿往往通过脾阳的运化功能而消除。

肾虚：适用于病情反复，导致肾元亏虚，肾不纳气。即使在缓解期也常见动辄喘促，腰酸耳鸣，夜尿清长等肾虚证，所以在缓解期，补肾益气是关键。若肾阴亏虚以补肾养阴为基本法则，常选七味都气丸及左归饮加减，常用药物有熟地黄、女贞子、黄精、枸杞子、桑寄生、桑椹等。若肾阳不振以温肾纳气为主，常常选择金匮肾气丸和右归饮等，常用药物为补骨脂、菟丝子、杜仲、狗脊、附子、巴戟天、肉苁蓉、紫河车、胡桃肉、仙灵脾、制何首乌等。至于阴阳两虚者，应根据阴阳亏损的具体情况进行补益，以期达到阴阳平衡。

24 间质性肺病患者为何多见双颧潮红

这可能与其长期服用糖皮质激素，导致脸部毛细血管扩张有关。中医认为疾病本身后期以阴虚火旺证型多见，症见脸部双颧潮红。

25 间质性肺病患者口唇、爪甲为何紫绀

这与疾病导致的肺氧弥散交换功能障碍有关，血液中氧化血红蛋白减少，还原血红蛋白增多，表现为口唇、爪甲紫绀。

26 间质性肺病患者为何有杵状指表现

这与本病导致的肺氧弥散交换功能障碍，长期组织缺氧有关。

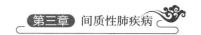

27 间质性肺病患者如何预防感染

目前认为肺部感染是间质性肺病过程中出现急性加重的重要诱因。患者在治疗过程中可能出现不同程度的免疫受损，容易并发呼吸道感染，故提高对致病微生物的呼吸道免疫力至关重要。除可同时使用一系列增强呼吸道免疫的药物外，在冬秋季患者还需注意适量参加一些锻炼，提高肺活量及耐力。根据多变的天气和较大的日夜温差适时增减衣物，预防上呼吸道感染。少去人多嘈杂或空气流通不良的公共场所。居家时也须勤开窗，保持室内空气清新。此外，要尽量培养乐观看待事物的态度，包括正确面对自己的疾病，每天保持心情舒畅、精神饱满也不失为防病治病的一道坚固屏障。在药物上，可选用增强免疫药物如泛福舒等，还可定期接种肺炎球菌疫苗和流感疫苗，提高机体抗病能力。

28 间质性肺病患者如何均衡饮食

间质性肺病患者的饮食要在保证营养和热量的同时尽量清淡可口，多吃新鲜蔬菜水果。但需要注意的是，食用新鲜果蔬一定要适量，过食或暴食都会影响身体健康。另外，新鲜水果含糖量较高，合并糖尿病或心脑血管疾病患者须慎食。

29 哪些水果适合间质性肺病患者食用

间质性肺病后期以肺阴亏虚为主，故宜多食养阴润燥、润肺生津的食物。如梨、柑橘、石榴和大枣等，具有润肺止咳、清热生津、化痰软坚之功效；苹果、乳类、芝麻、新鲜蔬菜等柔润食物，可保持上呼吸道黏膜的正常分泌，防止咽喉肿痛。

30 间质性肺病患者如何调节睡眠

充足的睡眠是保证健康、增强机体免疫力的一个重要手段。应该注意睡前不要进食，否则会增加肠胃负担，易造成消化不良，不仅有害身体健康，

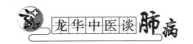

还会影响入睡。避免夜间饮茶及睡前情绪激动，睡前情感起伏会引起气血的紊乱，导致失眠，还会对身体造成损害。所以睡前应力戒忧愁焦虑或情绪激动。睡时忌掩面，睡时用被子捂住面部会使人呼吸困难，对间质性肺病患者更是雪上加霜，身体因而缺氧，对健康极为不利。另外，睡时忌吹风，人体在睡眠状态下对环境变化适应能力降低，易于受凉，故睡眠时要注意保暖，切不可让风直吹。

31 间质性肺病患者如何适度运动

间质性肺病患者肺功能有不同程度的下降，若坚持适宜的体育锻炼，不仅可以调心养肺，适当提高肺功能，而且有利于增强各组织器官的免疫功能和身体对外界寒冷刺激的抵御能力。然而，由于秋季早晚温差大，气候干燥，对间质性肺病患者而言，要想收到良好的健身效果，需量力而行，可以进行散步、打太极拳和慢跑等活动。一天之中，如果有 1 ～ 2 个小时到室外呼吸新鲜空气，其中抽出 40 分钟左右进行慢跑、散步、打太极拳等活动，体质会增强，可减少合并感染机会。

间质性肺病患者运动需注意以下几点。首先，需注意防止运动损伤，间质性肺病患者长期服用皮质类固醇激素，可能存在骨骼钙流失，容易发生病理性骨折，需控制运动量和运动强度，避免骨折发生。其次，预防受凉感冒，秋冬日清晨气温低，应根据户外的气温变化来增减衣服。锻炼时不宜一下脱得太多，应待身体发热后，方可脱下过多的衣服。锻炼后切忌穿着汗湿的衣服在冷风中逗留，以防身体着凉，导致呼吸道感染，引发间质性肺病的急性加重。再次，运动后还要多补充水分，补充时以少量、多次、缓饮为准则。每次锻炼后应多吃些滋阴、润肺、补液生津的食物，如梨、芝麻、蜂蜜、银耳等。

32 间质性肺病患者如何运用中医预防骨质疏松

中医学认为骨质疏松症属"肾虚""脾虚"范畴，提出了经典的补肾理论，骨的生长、发育、增强和退化与肾的功能息息相关，骨的生理、病理直接受肾的调控。另外，从中医脏腑相关的观念考虑，因肾虚所致的骨病也受脾虚的影响。因此，补肾健脾可作为治疗骨质疏松症的治疗大法。临床上，常用的补肾药物有首乌、人参、鹿茸、黄精、熟地黄、当归、白芍、参皮、补骨脂、女贞子、狗脊、鸡血藤、骨碎补、菟丝子、五加皮、紫河车、杜仲、胡桃肉、白术、五味子、仙茅、附子、肉桂、三七、山茱萸、山药。主要作用为补肾壮阳，健脾养肝。

33 间质性肺病体虚易感冒的患者平素可以每天服用玉屏风冲剂吗

可以。玉屏风冲剂有益气固表的功效，能预防上呼吸道感染，减少上呼吸道感染的发作次数，这对于稳定间质性肺病病情有利。

34 玉屏风颗粒冲剂主要组成有哪些

玉屏风颗粒冲剂主要成分有黄芪、炒白术、防风。

35 间质性肺病患者能肌注喘可治吗

可以。喘可治的主要成分为淫羊藿、巴戟天，能温补肾阳，对肾阳亏虚、肺气虚冷型的间质性肺病患者尤其适合。

36 肺痿临床上虚热和虚寒证型哪个多见

临床上以虚热证为多见，但久病伤气，亦可转化为虚寒证。

37 肺痿的中医治疗原则有哪些

应时刻注意保护津液，重视调理脾肾，不可妄投燥热之药，以免助火伤津；亦忌苦寒滋腻之品碍胃，切勿使用峻剂祛逐痰涎，犯虚虚之戒。

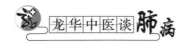

38 如何理解"肺络"

肺之络脉系统应包括肺血液循环、淋巴循环、气体交换系统及间质免疫系统，是调节气机与气化的重要场所，承载着肺之体、用的主要生物学内涵。

39 如何理解"干血"

肺间质纤维化的瘀血特点是瘀血干结难破，痰瘀久稽于肺络，凝滞而干，中医描述为"干血"。

40 间质性肺病患者为何要保持心情舒畅

间质性肺病患者若能保持心情舒畅，则全身气机顺达，若情志失调，心情抑郁焦虑，"思则气结""思则气郁"，影响全身气机，从而导致肺失宣肃、脾失健运、肝失疏泄，痰浊内生，蕴久化毒，痰毒瘀血胶结于肺络而成肺纤维化。

41 间质性肺病有哪些中药验方

（1）肺纤煎：党参15克，黄芪20克，沙参15克，麦冬15克，制半夏9克，黄芩6克，三棱9克，莪术9克，蜈蚣2克，全蝎3克，甘草6克。

（2）肺痿冲剂方：西洋参5克，三七3克，山茱萸10克，五味子6克，紫菀10克。

（3）补肾通肺逐瘀汤：南沙参、北沙参各15克，全瓜蒌15克，丹参15克，五味子10克，法半夏10克，橘络10克，枳壳10克，款冬花10克，路路通10克，桃仁10克，百部10克，鳖甲10克，黄芪30克，土茯苓30克。

（4）泻肺涤痰逐瘀汤：麻黄6克，葶苈子10克，射干10克，桔梗10克，枳壳10克，杏仁10克，款冬花10克，陈皮10克，桃仁10克，鱼腥草30克，土茯苓30克，半枝莲15克，浙贝母15克，丹参15克。

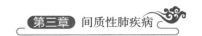

42 间质性肺病患者存活率如何

目前研究表明 5 年存活率仅 30% ～ 50%。

43 间质性肺病急性加重期糖皮质激素如何应用

在发病的初始阶段，对于诊断明确且无治疗禁忌证的患者，原则上应首选糖皮质激素（泼尼松或甲泼尼龙）治疗，治疗初始剂量为 1mg/（kg·d），持续治疗 2 ～ 4 个月（平均 3 个月）后，减为 0.5mg/（kg·d），6 个月后减至 0.25mg/（kg·d），出院后需口服持续治疗 6 个月。

44 间质性肺病急性加重期为何要用到糖皮质激素

糖皮质激素对减轻中毒症状有很好的作用，可减轻肺脏的炎性渗出，减少肺脏纤维化。

45 应用糖皮质激素会有哪些副作用

出现口腔真菌感染、二重感染，诱发胃溃疡、骨质疏松。

46 间质性肺病急性加重患者会有哪些负面心理状态

间质性肺病的治疗需要一个过程，且不能马上起效，患者往往会处于恐惧和绝望的心理状态，对疾病治疗丧失信心。

47 间质性肺病患者使用氧气面罩有哪些注意事项

根据患者脸型选择大小合适的面罩，以刚好罩住上唇及下颌为宜，注意弹力带的松紧度，并观察面罩储氧袋是否能充分储氧，氧气面罩内呼吸活瓣是否随呼吸运动。保持氧气面罩管道无折叠、扭曲，每日用 75% 酒精棉球消毒面罩。

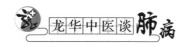

48 吸氧湿化瓶里要放多少水为宜

间质性肺病急性加重期呼吸衰竭多呈中、重度缺氧，吸氧浓度较高，过多湿化水可能会引起患者的误吸，故应保持湿化瓶内 1/2 湿化水，避免误吸加重肺部感染。

49 间质性肺病无创正压通气有哪些作用

无创正压通气在间质性肺病治疗中主要作用是增加氧气弥散能力，增加功能残气量，纠正低氧，减轻呼吸肌的做功。

50 间质性肺病无创正压通气呼吸机参数一般如何设置

通气模式为 S/T，吸气相气道压力 IPAP 12 ～ 20cmH$_2$O，呼气相气道压力 EPAP4 ～ 6cmH$_2$O，呼吸频率 16 ～ 22 次 / 分钟，氧流量 4 ～ 10 升 / 分钟。

51 长期使用无创正压通气有哪些副作用

鼻面部皮肤压伤、胃胀气、气道水分的丢失。

52 使用无创正压通气如何预防鼻面部皮肤压伤

可以在面罩与鼻梁和鼻翼两侧受压处垫纱布，能明显减轻皮肤受损。

53 无创呼吸机管道的漏气阀口朝向有讲究吗

管道的漏气阀口不要对着患者的脸部及眼部，以免加重患者的不适并减少结膜并发症的出现。

54 间质性肺病患者长期使用糖皮质激素容易引起骨质疏松，如何饮食预防

奶制品是钙摄入最佳来源。其他含钙食物有豆腐、豆类、虾皮、小鱼、种子、坚果等，患者应改变饮食习惯，多吃奶制品和富含钙的食品。

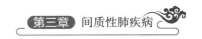

55 **间质性肺病患者长期使用糖皮质激素，口腔出现真菌感染，如何处理**

对口腔念珠菌感染者应给予2%的碳酸氢钠溶液漱口，每天3次。

56 **间质性肺病患者如何拍背排痰**

手心屈曲呈凹形，由下向上、由外向内轻轻叩击背部以助排痰。

57 **间质性肺病患者对居住环境有要求吗**

间质性肺病患者要有舒适的居住环境。房间要安静，空气要清新、湿润、流通，避免烟雾、香水等刺激因素，也要避免吸入过冷、过干的空气。同时，保持室内空气新鲜，温度保持在 20 ～ 24℃，湿度在 50% ～ 65% 为宜。病室内每天通风 2 次，每次约 15 ～ 30 分钟，避免异味。被褥、枕头不宜用羽毛或陈旧棉絮等易引起过敏的物品填充，而且要经常晒，勤换洗。

58 **间质性肺病患者要防寒保暖吗**

间质性肺病的患者要注意保暖，避免受寒，预防感染。特别是冬春季节，气温变化剧烈，适时增减衣物，需佩戴口罩，避免冷空气直接刺激呼吸道而引起刺激性咳嗽，加重病情。

59 **间质性肺病患者要预防过敏吗**

间质性肺病患者应远离外源性过敏原，诸如鸟类、宠物、木材（红杉尘、软木加工）、蔗糖加工、蘑菇养殖、奶酪、酿酒加工、发霉稻草暴露以及农业杀虫剂或除草剂等。

60 **间质性肺病患者大便要保持通畅吗**

"六腑以通为顺"，保持大便通畅对间质性肺病患者来说是非常重要的。

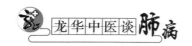

61 间质性肺病患者保证充足的睡眠重要吗

间质性肺病患者一定要注意休息，保证充足的睡眠。只有保存好体力，才不会让外邪轻易入侵，从而比较好地保护自身，以便治疗及康复。

62 间质性肺病患者如何自我养肺

肺主气司呼吸，清气和浊气在肺内进行交换，吸入气体的质量对肺的功能有很大影响。首先要戒烟，并避免二手烟的危害；其次，甘蔗、秋梨、百合、蜂蜜、萝卜、黑芝麻、核桃、松子等食物有滋养润肺的功能，平时可以通过食疗来养肺。

63 间质性肺病患者如何呼吸锻炼

腹式呼吸（仰卧位，一手放在胸部，一手放在腹部，经口缓慢吸气，吸满气后再缩唇缓慢呼气，同时收缩腹部肌肉并收腹）和缩唇呼吸。呼吸功能锻炼应尽可能在户外进行，要有规律，这样才能增强肺功能。

64 间质性肺病患者如何自我推拿保健

取手三里、迎香、华盖、膻中、肾俞等穴位，先顺时针方向轻轻按揉36周，再逆时针方向轻轻按揉36周，每日数次，坚持数年。

65 常用的推拿保健穴位在哪里

（1）手三里：位于前臂背面桡侧，当阳溪穴与曲池穴连线上，肘横纹下2寸处（在前臂，手肘弯曲处向前3横指，在阳溪与曲池连线上，用手按之痛处）。

（2）迎香：在鼻翼外缘中点，旁开0.5寸（一个大拇指的宽度为1寸左右），在鼻唇沟中。

（3）华盖：位于人体的胸部，当前正中线上，平第1肋间。

（4）膻中：位于胸前正中线，与胸部的乳头在同一水平线上。

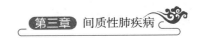

（5）肾俞：位于第 2 腰椎棘突下，旁开 1.5 寸，两边各一个。

66 间质性肺病患者要放松心态吗

放松的心态有助于控制因气短而产生的恐惧，身体和精神放松可以避免因肌肉紧张而消耗过多的氧气，减少血管和右心的张力，改善睡眠。必要时请心理医生协助诊治。

67 对重度间质性肺病患者的护理要注意哪些并发症

重度间质性肺病患者要长期卧床休息，定时翻身、拍背、按摩，促进痰液排出，预防褥疮、坠积性肺炎的形成。

68 间质性肺病患者如何咳嗽

身体向前倾，采用缩唇式呼吸方法做几次深呼吸，最后一次深呼吸后，张开嘴呼气期间用力咳嗽，同时顶住腹部肌肉。

69 间质性肺病的中医药内治法有哪些

主要有清化开宣、泻肺逐瘀、清润化解、宣泄热痰、宣肺活络、宽胸通络、通阳行痹、益气活血等治法。

70 何谓清化开宣

间质性肺病从"肺痹"论治，证属痰热闭肺，肺气不宣。治以清热化痰、宣肺开闭。方拟六安七味煎。方中半夏消痰涎，下肺气，去胸中痞满；陈皮理气化痰，助半夏化痰之力，又可使气顺痰消；茯苓健脾渗湿，使湿去脾旺，痰无由生；杏仁疏利开通，破壅降逆，善开闭而止喘，调理气分之郁，与陈皮合用，行气化痰，调中快膈；黄芩、开金锁、浙贝母等属，用之可清肺祛痰，宣肺启痹；白芥子味辛，气温，辛能入肺，辛温能发散，能祛体内壅滞之痰，并可宽胸利气。

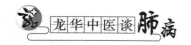

71 何谓泻肺逐瘀

外邪侵袭，肺失宣肃而为咳嗽。咳嗽失治或治疗不当，致邪郁化热，热灼津液而为痰，从而痰热互结，恋肺难愈。本病主证为咳嗽频频，痰少而黏，口渴苔黄等。辨证为痰热恋肺，以葶苈子苦寒，能开泄肺气，具有泻肺逐痰之功，合苇茎汤以清热泻肺，祛痰化瘀，以期痰瘀同治，葶苈子、鱼腥草为主药，桃仁、当归、苇根、蝉蜕、僵蚕、马勃、杏仁、桑白皮、百合为辅，甘草以调和诸药。

72 何谓清润化解

有医者认为间质性肺病多属中医学"风温夹湿"之病，其来也速而热重，故属风温；其去也缓而舌腻，故云夹湿。然风温之邪，延日即去，后遗肺燥脾湿之证则难速已。故治当清热润肺、化湿解毒，因而创立清润化解汤，以南沙参、黄精、浙贝母润肺解燥；黄芩、连翘、鱼腥草清热解毒；枳壳行气，赤芍活血，使气机调畅，有利于湿毒之化解；黄芩苦燥，鱼腥草清利，有利于湿毒之排除。临床观察表明，本方对于解除间质性肺炎的临床症状、促进肺部炎症吸收、改善肺功能有明显作用。

73 何谓宣泄热痰

有医者认为间质性肺病属中医学"喘证"范畴，治喘当辨虚实、寒热，治痰、治瘀。对痰热壅肺型间质性肺病治宜宣肺理气，泻热化痰。方用麻杏石甘汤合三子养亲汤随证加减。若其病从肝气郁滞而来，每因情绪变化而发作，加柴胡、白芍，合四逆散之义，疏肝解郁，柔肝缓急，待肝郁得舒，木不刑金，咳喘自平。若痰热偏盛，痰多质黏，且痰带腥味，加冬瓜仁、芦根、桃仁，合千金苇茎汤之义，清热化痰，逐瘀排脓，防痰热蕴毒成痈。若偏于痰浊，热邪得清后，投以健脾利湿之焦术、茯苓，以杜"生痰之源"。喘证反复发作，日久不愈，常由实转虚，或虚实夹杂，故于疾病后期，应虚实同治，注重补益肺脾肾三脏，扶正祛邪。

74 何谓宣肺活络

有医者认为本病的形成乃外感之邪侵犯肺系，深入肺络，致使肺失宣肃而成，故自拟宣肺活络汤治之。方中杏仁、桔梗、牛蒡子宣肺祛痰，利咽止咳；百部、紫菀理气止咳；白前、前胡、陈皮利气化痰；黄芩清肺；丹参、川芎活血通络。诸药相伍，共奏宣肺通络、化痰止咳之功。

75 何谓宽胸通络

有医者认为本病病机为痰热互结，肺络瘀滞不通，当以清热化痰、宽胸通络为治疗法则。拟苇茎陷胸汤，组成有苇茎、薏苡仁、冬瓜仁、鱼腥草、桃仁、法半夏、瓜蒌仁、黄连、黄芩、白芥子、北细辛。加减：低热加青蒿、柴胡；痰中带血加旱莲草、白及；胸痛甚加丝瓜络；胸腔积液加葶苈子、大枣；大便偏稀易瓜蒌仁为瓜蒌壳。

76 何谓通阳行痹

有医者认为间质性肺炎证属痰浊内闭，痹阻阳气。治宜清热豁痰，宽胸理气，通阳行痹。拟用温胆汤加减：半夏、茯苓、陈皮、枳实、竹茹、瓜蒌、川贝母、郁金、胆南星、桔梗。

77 何谓益气活血

有医者认为在小儿间质性肺炎中，小儿脏嫩，形气未充，其肺脾肾均较成人不足，又遇外邪而诱发，痰食互结阻肺，以致气虚血瘀，故以益气活血法治疗小儿间质性肺炎。基本方：炙桑皮、炒杏仁、炙紫菀、炙百部、半夏、芦根、桃仁、当归、甘草、黄芪、防风，其中黄芪、防风重用。随症加减：咳甚伴喘加炙麻黄，咳痰色黄质黏加黄芩，若纳呆苔厚加炒莱菔子、鸡内金。本方可以起到增强正气、活血化瘀，改善肺部血运、促进炎症吸收的作用，故可取得较好的治疗效果。

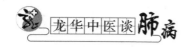

78 **为何婴幼儿间质性肺炎以抗病毒治疗为主**

因为病原体不同。婴幼儿间质性肺炎以呼吸道病毒为主。常见病毒有呼吸道合胞病毒、腺病毒、流感病毒、肠病毒、巨细胞病毒等。

79 **莪术油为何用于治疗婴幼儿间质性肺炎**

莪术油是由姜科植物莪术、温郁金或广西莪术根茎中提取的挥发油，油中含有 20 余种成分，以莪术醇、莪术酮为主。其中莪术醇对多种病毒有直接抑制作用，对某些病毒有直接杀灭作用，已被用于治疗小儿毛细支气管炎、病毒性肠炎、手足口病、风疹、水痘、流行性腮腺炎等病毒感染性疾病，据报道莪术醇对呼吸道合胞病毒、B 型流感病毒有抑制作用，对 A1 和 A3 型流感病毒可直接灭活。

80 **大气污染是否会导致特发性肺纤维化**

目前无研究表明大气污染颗粒物与特发性肺纤维化之间存在必然联系，但大气污染颗粒物以及一些有毒有害气体被吸入体内可能引起机体氧自由基（可加重肺组织的损伤）增多，可能启动一些与特发性肺纤维化发病相关性较强的细胞因子，引起信号转导通路的改变。在大气污染严重的日子里，特发性肺纤维化患者的就诊人数增多，说明大气污染对特发性肺纤维化患者可能产生一定的影响。

81 **特发性肺纤维化患者冬天需要注意什么**

特发性肺纤维化患者应注意保暖，预防感冒。经常感冒可使肺部原发病如慢性支气管炎、肺气肿等病情加重并诱发肺心病，继而发生呼吸衰竭与心力衰竭。因此，增强上呼吸道黏膜的抵抗力非常重要。可在医师指导下注射流感疫苗，服用增强免疫力类药物。

82 间质性肺病患者长期服用激素有哪些不良反应

①身体发胖；②骨质疏松；③身体抵抗力下降；④引起血糖、血压的改变；⑤可发生皮质类固醇征、消化道溃疡、电解质紊乱；⑥影响小儿发育等；⑦不规律应用，如随意加减、停药、不规律撤减等，极易使病情反复加重，甚至难以再治。反复一次，加重一次，增加治疗、康复的难度。

83 间质性肺病患者在家中吸氧时有哪些注意事项

吸氧并不影响进食及睡眠，但需注意以下几点：①根据医生的要求给予适当的氧流量，不要随意调节，氧气流量不宜过高，有条件者，最好购买制氧机；②安全用氧，氧气能助燃，注意防火、防油；③每天清洁氧气管接口，每周更换氧气鼻导管；④不用氧气时，将氧气管放至清洁的袋内，保证清洁；⑤湿化瓶内的水低于水位线请及时更换或添加；⑥氧疗装置应定期更换、清洁、消毒。

84 间质性肺病患者怎样服用糖皮质激素更合理

糖皮质激素顿服法是把 1 日的剂量放在早晨 8：00 时前后一次性顿服，因为此时人体分泌的肾上腺皮质激素达到高峰，外源性的皮质激素不易对脑垂体－肾上腺产生抑制作用，不良反应较少。

85 间质性肺病患者使用激素时，需要注意什么

①使用激素时，应定时、定量，不要随意加减、停药、不规律撤减等；②注意观察大便的色、质、量，如有异常，应及时就诊；③定时测量血糖、血压，如有异常，应及时告知医生；④保持心情愉快；⑤多喝牛奶等高钙、清淡易消化饮食。

86 哪些物质易导致职业相关性间质性肺疾病

这些物质主要包括以下几种。

（1）无机粉尘：如铅、锌、铝、铁、锡等金属矿物粉尘及其化合物；石

英、石棉、滑石、煤等非金属矿物粉尘；水泥、玻璃纤维、金刚砂等人工无机粉尘。

（2）有机粉尘：如棉、麻、谷物、亚麻、甘蔗、木、茶等植物性粉尘；皮、毛、骨、丝等动物性粉尘；树脂、有机染料、合成纤维、合成橡胶等人工有机粉尘。

（3）化学类药物：如异氰酸盐。

（4）有害气体、烟雾：如二氧化硫、氮氧化物、金属氧化物、硬质合金熔炼烟雾、羟化氧化物、二异氯甲苯和热源树脂等。

87 为什么接触职业性尘粒后易出现弥漫性肺纤维化

弥漫性肺纤维化是许多职业相关粉尘引起的一种病理表现。产生的机理尚不十分清楚，主要通过以下方式对肺部产生损伤：①粉尘本身沉积、刺激局部，引起一系列复杂的炎症和免疫反应，使胶原纤维产生增多，引起肺纤维化；②粉尘吸入体内后被体内巨噬细胞吞噬并聚集在细支气管周围，引起支气管扩张，或被吞噬颗粒的巨噬细胞破裂溶解，释放酶和炎症因子刺激胶原纤维的产生，导致肺纤维化。

88 对职业相关性间质性肺疾病如何辨证施治

（1）燥热伤肺证，方药：清燥救肺汤。

（2）痰火郁结证，方药：清气化痰汤。

（3）痰瘀郁肺证，方药：血府逐瘀汤。

（4）肺脾两虚证，方药：六君子汤。

（5）肺肾两虚证，方药：麦味地黄丸。

89 职业相关性间质性肺疾病有没有偏方可治

（1）蛤蚧数只，蜂蜜30克，鲜萝卜适量。将蛤蚧烘干研末，每次6克，加蜂蜜，用萝卜煎水冲服。用于肺肾两虚型。

（2）瘦猪肉50克，夏枯草15～25克，沙参15克。共煮汤调味后服用，每日一次，7 日为一疗程。适用于火燥伤阴型。

（3）鲜萝卜、鲜荸荠不拘量。经常食用，适用于硅肺咳嗽、咳痰。经一段时间后，黑色痰可减少，咳嗽逐渐减轻，连服半年以上，症状可逐渐消失。

（4）枇杷叶 1000 克，川贝 25 克（研末），硼砂 15 克（研末）。先将枇杷叶加水煎熬，去渣后浓缩成 250 毫升，加入贝母、硼砂。分 5 日服完，可连服 2 ～ 3 剂。

（5）焦术、川花椒、桃仁、红花、当归、川芎、泽泻、制南星、乌药各 15 克，金钱草、冬葵各 20 克，乳香、没药各 10 克。研末制成片剂，共 24 片，每日 3 次，每次 8 ～ 10 片。具有溶硅、排硅作用。

90 气功疗法能治疗职业相关性间质性肺疾病吗

临床观察发现，气功锻炼可有效地改善硅肺患者的全身症状和呼吸系统功能。可以选用的气功疗法有：站桩功、吐纳功、气功太极十五势、自我经穴导引法等。患者可根据实际情况选择适当的功法，以整体锻炼为主，综合运用调身、调息、调心三类练功手段，掌握练功原则，坚持长期锻炼，逐步改善呼吸机能，增强体质，达到防治疾病的目的。

91 什么是肺结节病

肺结节病是一种肺部受累的肉芽肿性疾病。目前也把它归纳在间质性肺病范畴里。

92 肺结节和肺结节病是一个概念吗

肺结节与肺部结节是不同的两个概念，如上所述，肺结节病是一种肺部受累的肉芽肿性疾病。肺部结节则是对肺部病灶的一种描述，结节性的病灶可见于结核球、炎性假瘤、肺癌、错构瘤、肺部转移癌等，在炎症、良性肿瘤、恶性肿瘤等疾病中都有可能出现。

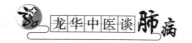

93 肺结节病西医如何治疗

结节病用药强调个体化原则，除对症治疗外，需根据治疗指征决定是否应用激素。若应用激素后，应密切保持随访，及时调整用药，逐渐减量乃至停药，停药后密切随访，及时发现复发的征象。

94 如何预防肺结节病复发

几乎70%的病例停药后都会复发，大多发生在治疗1.5～2年，停药3～6个月的病例。再次治疗仍以皮质激素为主，多数有效。小剂量较长时间的维持治疗可能有助于预防复发，但疗程长短需要根据个体病情而定。保持随访是早期发现复发迹象的关键。

95 肺结节病会癌变吗

目前尚无研究证据表明结节病肉芽组织会发生癌变。

96 肺结节病在中医中的病名是什么

传统中医学并无"结节病"之名，现代多认为本病应归属于"咳嗽""痰核""瘰疬"等范畴。

97 中医认为肺结节病的病因是什么

肺主气，司呼吸，外合皮毛，开窍于鼻，为五脏华盖，故易受外邪六淫侵袭，又易为饮食、情志、劳倦等内伤因素所伤。若禀赋不足，肺气虚弱，感受内、外之邪，气不布津，不能通调水道，津停为痰，痰湿稽留于肺而形成"凤根"。每因复感外邪或复因饮食、情志、劳倦等不利因素触及而诱发本病。

98 中医认为肺结节病的病机是什么

肺虚日久，不能通调水道，痰湿停伏于肺。湿邪困脾阳，脾失健运，水湿不化，停聚为痰，上贮于肺，引动伏饮，肺失宣降，痰气交阻，壅阻气道，肺气上逆发为咳喘。原本正气不足，邪难以去，致病缠绵不愈，反复发作。久病及于肾，以致肺不主气，肾不纳气，清气难入，浊气难出，积于胸中，壅塞于肺，胸胁胀满而致肺胀。肾虚不能蒸化水液，水饮泛溢，水气凌心则出现水肿、心悸。部分患者因肺气亏虚不能助心行血，瘀血内停，痰瘀互结，血脉瘀阻，则见皮肤红斑，甚至颜面、四末紫绀。病变晚期，多脏气衰败，可出现喘汗致脱或痰浊蒙蔽神窍，神昏，阴阳离决而死亡。

99 中医是怎样对肺结节病进行辨证的

大多数医家辨证或为痰，或为瘀，或为湿，或为虚。多表现为虚实夹杂，临床常以痰瘀凝结、肺肾气虚为其主要证候。

100 中医如何治疗肺结节病

（1）肺气虚弱

治法：补肺益气，止咳平喘。

方药：止嗽散合补肺汤加减。炙百部、炙紫菀、炙款冬花、前胡、炙麻黄、白前、桔梗、荆芥、防风、陈皮、黄芪、党参、熟地黄、五味子、炙桑白皮、炙甘草等。

（2）肺脾气虚

治法：补肺健脾，化痰平喘。

方药：自拟补肺健脾方。党参、黄芪、白术、茯苓、紫菀、浙贝母、杏仁、薤白、枳壳、地龙、淫羊藿、陈皮、炙甘草等。

（3）肺肾气虚

治法：益肺补肾，纳气定喘。

方药：自拟补肺益肾方。党参、黄芪、茯苓、熟地黄、沉香、紫石英等。

101 肺结节病患者平时吃哪些食物比较好

可常吃白木耳，猪、羊、牛的肺脏。脾阳虚者加服山药、海米，小豆、大枣。肾阳虚者加服蘑菇、核桃仁、胡桃肉、蛤蚧粉。阴阳两虚者加服梨汁、

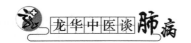

紫菜头、鲜百合、牛奶、桑椹。

 平时该怎样预防肺结节病

加强锻炼身体，生活要有规律，摄取多种营养食物。防治上呼吸道病变，从而调整免疫机制。中医治病必求其本，这个本就是指人体自我稳定及防卫反应，使机体恢复正常生理功能，达到防病的目的。

第四章 支气管扩张

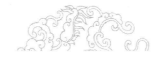 **支气管扩张是什么**

支气管扩张（简称支扩）是指支气管持久性扩张并伴有支气管壁的破坏。病理上，以支气管壁毁损为主，呈持久不可逆的扩张变形，同时伴有周围肺组织的慢性炎症。本病多见于儿童及青年，可由多种病因引起，有一小部分有先天遗传因素，有的伴其他先天性异常。治疗上，药物虽能控制炎症，但由于支扩本身病变是不可逆的，在抵抗力低时仍常有继发性感染发生。因此，在不少情况下还需要外科治疗，该病是最常见可导致肺切除的疾病之一。

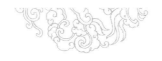 **支气管扩张的发病机制是什么**

本病主要发病因素为支气管—肺脏的感染和支气管阻塞，两者相互影响，导致支气管扩张。麻疹、百日咳、流行性感冒等都能诱发支气管—肺脏的感染，损害支气管壁各层组织，削弱它的弹性，最终导致支气管扩张。肿瘤、异物吸入等引起的支气管阻塞，可导致远端支气管—肺部感染。支气管阻塞引起的肺不张，因胸腔内负压对病肺的牵引，可助长支气管的扩张。儿童的支气管腔较成人为细，呼吸道感染又频繁，发生支气管扩张的机会也多。刺激性气体如氮、氯、芥子气等吸入，也能引起支气管炎

和管腔阻塞，损坏管壁，导致支气管扩张。在支气管结核，狭窄管腔的远端，伴或不伴肺不张，皆可有支气管扩张。结核病灶愈合后的纤维组织牵引也可引起本病，这是肺结核的并发症，在病程中可有反复少量咯血。变态反应性曲霉菌病，由于曲霉菌感染损害支气管故可导致支气管近端的扩张。

3 为什么会患上支气管扩张

（1）感染：感染是引起支气管扩张的最常见原因。肺结核、百日咳、腺病毒肺炎可继发支气管扩张。曲霉菌和支原体以及可以引起慢性坏死性支气管肺炎的病原体也可继发支气管扩张。

（2）先天性和遗传性疾病：引起支气管扩张最常见的遗传性疾病是囊性纤维化。另外，由于结缔组织发育较弱，马方综合征也可引起支气管扩张。

（3）纤毛异常：如果患者出现纤毛结构以及功能异常，则会引起支气管扩张。

（4）免疫缺陷：一种或多种免疫球蛋白的缺陷可引起支气管扩张，一个或多个 IgG 亚类缺乏通常伴有反复呼吸道感染，可造成支气管扩张。

4 支气管扩张的病理表现是怎么样的

本病病理表现为支气管壁弹力组织、肌层及软骨等陆续受到破坏，由纤维组织所代替，管腔逐渐扩张。按其状态可分为柱状和囊状两种，并常混合存在。柱状扩张的管壁破坏较轻，随着病变的发展，破坏严重，出现囊状扩张。管壁黏膜的纤毛上皮细胞被破坏，反复出现慢性和急性炎症，黏膜有炎症细胞浸润和溃疡形成。柱状上皮细胞也常有鳞状化生。支气管动脉和肺动脉的终末支端有扩张与吻合，有的毛细血管扩张形成血管瘤，以致患者常有咯血。囊状支气管扩张，一般较为广泛，且常有痰液潴留和继发感染，炎症蔓延到临近肺实质，引起不同程度的肺炎、小脓肿或小叶肺不张。炎症消退后，引起肺纤维化和阻塞性肺气肿，可加重支气管扩张。一般炎症性支气管扩张多见于下叶，左下叶支气管较细长，且受心脏血管的

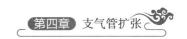

压迫，引流不畅，易招致继发感染，故一般以左下叶支气管扩张较右下叶多见。

支气管扩张的呼吸功能改变与病变的范围及性质有密切关系。病变局限时，由于肺脏具有极大的储备力，呼吸功能一般可无明显改变。柱状扩张对呼吸功能的影响轻微，囊状扩张支气管破坏较严重，可并发阻塞性肺气肿。呼吸功能的损害表现为阻塞性通气障碍，吸入气体分布不均匀，时间肺活量和最大通气量减低，残气占肺总量百分比增高。随着病变的进展，肺功能损害日益加重，可出现通气与血流比例失调以及弥散功能障碍等，从而导致动脉血氧分压降低和动脉血氧饱和度下降。病变严重时，因肺泡毛细血管广泛破坏，肺循环阻力增加，最后可并发肺源性心脏病，甚至心力衰竭。

5 支气管扩张有哪些临床症状

支气管扩张典型症状为慢性咳嗽，咳大量脓痰和反复咯血。痰量在体位改变时，如起床时或就寝后最多，每日有时可多达 100～400 毫升。咳痰通畅时患者自觉症状减轻。痰液呈黄绿色脓样，若有厌氧菌混合感染，则有臭味。痰液静置后可分为三层：上层为泡沫（下悬脓性部分）、中为混浊黏液、下层为坏死组织沉淀物。大多数患者有咯血，咯血通常表现为痰中带血丝、血痰或少量咯血，部分患者可表现为大咯血。若有反复继发感染，可引起全身毒性症状，如发热、盗汗、食欲减退、消瘦、贫血等。有一类所谓干性支气管扩张，仅表现为反复大量咯血，平时咳嗽，但咳痰不明显，甚则完全没有。

6 支气管扩张的全身症状有哪些

支气管扩张反复咯血和继发感染可引起全身中毒症状，如盗汗、食欲减退、乏力、消瘦和贫血。本病长期迁延不愈进一步发展可引起周围肺组织化脓性炎症和纤维化，可并发肺气肿、肺心病。老年患者在慢性支气管炎或支气管哮喘及其他慢性肺部疾病的基础上并发支气管扩张症，可有相应的症状，

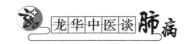

并且全身症状往往较重。

7 支气管扩张的影像学表现是怎么样的

X线检查对诊断本病有重要意义。一般轻症或初起患者后前位X线常无特殊发现，或仅有患侧肺纹加深。疾病后期，X线显示不规则环状透光阴影或呈蜂窝状（所谓卷发影），甚则有液平面，说明囊状支气管扩张的存在，有时可见肺段或肺叶不张。体层摄片可见到不张肺内的支气管扩张（支气管充气征）和变形。胸部CT检查：柱状扩张管壁增厚，并延伸到肺的周边。囊状扩张表现为支气管显著扩张，成串或成簇囊状病变，可含气液面。

8 支气管扩张的"痰"有什么特点

支气管扩张患者大多数具有典型的咳嗽、咯脓性痰症状。一般多为阵发性，常与体位改变有关。每天早晨起床和晚上睡下时咳嗽和咯痰较多。每日痰量可达数百毫升，痰放置数小时后，可分为三层：上层为泡沫，中层为黏液，下层为脓性物和坏死组织。痰呈黏性脓液，为黄色或黄绿色，伴有厌氧菌感染时，可有恶臭味。

9 支气管扩张会导致咯血吗

多数支气管扩张患者有反复咯血。咯血量差异较大，可为痰中带血丝、血痰，或小量咯血，甚至大量咯血。大咯血是由于支气管小动脉破裂所致，一次可达数百毫升，甚至千余毫升。仅有少数患者反复咯血，平时无明显咳嗽及咯痰，往往于呼吸道感染后，开始出现咳嗽、咯痰等症状。有的患者以咯血为唯一症状，患者一般情况较好，临床上把这一类型称为"干性支气管扩张"。

10 哪些病的症状与支气管扩张相似

（1）慢性支气管炎：支气管扩张症的患者若咳嗽、咯脓痰不多，易与

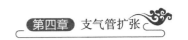

慢性支气管炎症状相混淆。慢性支气管炎的患者咳嗽、咯痰症状多于冬、春季节明显，无大量脓性痰，肺部干湿性啰音散在性，多位于两肺底部。慢性支气管炎并发有支气管扩张时，诊断较困难，胸部CT或支气管镜有助于诊断。

（2）肺结核：肺结核常有结核性全身中毒症状，如午后低热、盗汗、消瘦等；阳性体征多位于上肺，痰菌检查及X线胸片可做出诊断。

（3）肺脓肿：肺脓肿起病急，伴有高热、咳嗽、大量脓性痰，全身症状较重。X线检查可见浓密炎症阴影，中有空洞伴液平。经给有效的抗菌药物治疗，炎症可以完全消散。

11 支气管扩张的基本治疗原则是什么

（1）清除过多的分泌物：依病变区域不同进行体位引流，并配合雾化吸入。有条件的医院可通过纤维支气管镜行局部灌洗。

（2）抗感染：支气管扩张患者感染的病原菌多为革兰阴性杆菌，常见流感嗜血杆菌、肺炎克雷伯杆菌、铜绿假单胞菌等，可针对这些病原菌选用抗生素，应尽量做痰液细菌培养和药敏实验，以指导治疗。伴有基础疾病（如纤毛不动症）者，可根据病情，长期使用抗生素治疗。

（3）提高免疫力：相信大家都知道，支气管扩张跟免疫力低是有关系的，所以我们需要提高免疫力。

（4）手术治疗：病变部位肺不张长期不愈、病变部位不超过一叶或一侧、反复感染药物治疗不易控制者，可考虑手术治疗。

12 中医怎么认识支气管扩张

支气管扩张，在中医学中无专属病名，此病常见症状为咳嗽、咯痰，咯血，可以对应中医的"咳嗽""咯血""肺胀""肺痈"等范畴。

13 支气管扩张的中医病因是什么

（1）反复感邪：外感风寒或风热燥邪，肺气失于宣降，咳嗽时作，尤其

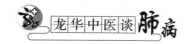

是反复多次感邪，以致痰浊郁火内蕴于肺，肺气上逆作咳。或邪伤肺络，血溢气道，引起咯血。

（2）情志失调：郁怒忧思太过，心肝火旺，邪火犯肺，肺失清肃，发生咳嗽气逆；邪伤肺络可出现咳嗽、咳血；邪热炼液成痰，阻于肺络，常可咳出脓性浊痰。

（3）饮食不慎：多因过食甘肥油腻或辛辣之品，积湿生热酿痰，蕴结中焦，上逆犯肺；痰热内郁，出现咳嗽，咳吐黏痰。肺络受损，则见咳血。

（4）久病肺虚：慢性咳嗽日久不愈，肺气渐损，气不化津，津凝成痰；或有哮喘、肺痨病史，或风温迁延，肺气阴耗伤，痰湿痰热内蕴，肺失宣降，咳嗽咯痰时作；久咳久喘也是引起本病的原因。

以上病因中外感、情志和饮食因素，既可是原发病因，亦可成为支气管扩张反复发病的诱因。

14 支气管扩张的中医病机是什么

支气管扩张属于肺系病变。肺主气，司呼吸，其性喜润恶燥，易受内外之邪侵袭，称为"娇脏"。由于外感、内伤及久病等原因，导致脏腑功能失调，产生"痰""火"等致病因素，蕴阻于肺，影响其宣发肃降功能，形成本病。痰的产生，或因外感风寒、风热，未能及时表散，肺气失宣，津凝为痰；或因情志失调，肝火灼津为痰；或因饮食甘肥，酿生痰热。痰热痰浊蕴结于肺，肺失肃降，则见咳嗽，咯痰黄浊；如痰热入于血分，与瘀血搏结，则可蕴酿成痈，表现为咳痰有腥臭味，或脓血相间。

火有实火，也有虚火。实火或因外感所致，或因过食辛辣炙煿，醇酒厚味，以致酿痰生热，化火犯肺；也有郁怒伤肝，木火刑金者。虚火多因久病肺肾阴精不足，不能制阳，水亏火旺，虚火炎上。无论虚火还是实火，损伤肺络，瘀血外溢则见咯血，故火邪亦是本病的主要病理因素之一。

瘀之形成，可因痰火相结，阻滞气血运行而致，正如张仲景在《金匮要略》中说："热之所过，血为之凝滞。"同时，患者常有咯血，出血之后，离经之血不行，往往又留而成瘀，并成为再次出血的原因。久病肺脾气虚，无力推动血液运行，气虚血瘀，血不循经，亦是原因之一。由此可见，痰、火、瘀是导致支气管扩张的主要病理因素，且往往相互夹杂，贯穿于本病的整个病程。

从病变部位而言，主要在肺，可涉及肝、脾、肾。与肝有关者，因郁怒伤肝，邪郁化火，上逆犯肺；与脾有关者，因饮食不当，脾失健运，痰湿内生，上犯于肺；或久病不愈，肺虚及脾，肺脾气虚，不能摄血；与肾有关者，多因久病肺肾亏虚，肾阴受损，阴虚火旺。

本病的病理性质可分为虚实两个方面，初起多因感受外邪，痰火郁结，内犯于肺，肺受邪热熏灼，出现咳嗽、咯血、咯吐痰涎，病属实证。日久邪热伤正，可出现肺脾气虚，或肺肾阴虚，虚火伤络，转为虚证。同时往往夹有瘀血痰火，表现虚实相兼之证。

15 支气管扩张的中医辨证要点是什么

本病辨证应先分虚实。实证多为急性发作，以咳嗽、咯血为主要表现，伴身热、烦渴、胸痛、痰黄等，正气尚不虚弱，以邪气犯肺为主。虚证多为慢性迁延，病程较长，以慢性咳嗽、痰多为主症，伴有气短，疲劳，时有痰中带血，口干咽燥等症，以正气亏虚为主，伴有余邪未尽。

实证应辨风热袭肺、痰热蕴肺和肝火犯肺之不同。风热袭肺者，多见恶寒发热，咳嗽痰黄，痰中带血，咽痛头痛；痰热蕴肺者，身热烦渴，咳痰黄稠，或有臭味，咯血鲜红；肝火犯肺者，呛咳痰中带血或咳吐纯血，胸胁疼痛，烦躁面赤。

虚证应辨阴虚火旺、肺脾气虚和气阴两虚之不同。阴虚火旺者，干咳痰少，痰中带血或反复咳血，潮热，颧红，腰疼；肺脾气虚者，咳而气短，痰中带血，或见衄血，神疲，纳差，心悸；气阴两虚者，咳嗽痰黏，咯血量少或痰中带血，气短乏力，咽干口渴。

16 西医怎样防治支气管扩张

（1）控制感染：根据病情或参考痰菌药物敏感性试验选用抗菌药物。急性感染发作或合并肺炎时，可选用青霉素、羟氨苄青霉素、丁胺卡那霉素、庆大霉素等；严重感染者可用氨苄青霉素、先锋霉素，或联合一种氨基糖苷类药物。在慢性支气管感染期，可服复方新诺明2片，每日2次，或羟氨苄青霉素0.25克，每日3～4次，或红霉素、麦迪霉素0.3克，每日3次。全身用药配合局部用药，可增强杀菌效果，通常用庆大霉素4万～8万单位，于体位引流后雾化吸入，每日3次。

（2）清除痰液：保持呼吸道通畅，可以减少继发感染及减轻全身中毒症状。常用的方法：①祛痰剂：可服氯化铵0.3～0.6克或必嗽平8～16毫克，每日3次；也可用胰脱氧核糖核酸酶5万～10万单位，稀释后雾化吸入，每日2～3次。②体位引流：体位引流有时较抗菌治疗更为重要。其方法是利用体位的变化，使肺中病灶处于高位，其引流支气管开口向下，由于重力的关系痰液易于顺体位流至气管而被咳出，每日进行2～3次，每次20～30分钟。体位引流时，间断做深呼吸后用力咳痰，同时用手掌轻叩患部，可提高引流效果。

🎯 中医怎样防治支气管扩张

本病按中医辨证，病位在肺，但与脾、肾关系密切，早期及急性发作期，以感寒伤肺，痰热蕴肺，瘀阻肺络为主，实证居多，后期涉及诸脏虚损则以虚中夹实为主。

（1）咳嗽，痰中带血，口干鼻燥，或有身热，舌红，少津，苔薄黄，脉数，治疗用清热润肺、宁络止血法，用桑杏汤（桑叶、杏仁、沙参、浙贝母、豆豉、栀子、梨皮）加减。

（2）咯痰色黄量多带血，咯血量较多，色鲜红，口干渴，咽干痛，多伴有发热，胸胁引痛，急躁善怒，便秘溲赤，舌质红，苔黄，脉弦滑数。治疗用清肺泻火止血法，用泻白散（桑白皮、地骨皮、甘草、粳米）加减。

（3）咯痰带血或吐血沫，心悸，咳逆倚息不得卧，胸闷刺痛，口唇青紫，面色晦滞，目眶鳌黑，舌质紫暗或有瘀斑，脉沉弦涩或弦迟结代，治疗用活血化瘀法，用化血丹（花蕊石、三七粉、血余炭）加减。

（4）咯血久延不愈，血量较少，血色暗淡，咳嗽痰白，面色苍白，畏冷，神倦肢乏，心悸气短，声细懒言，纳少无味，大便偏溏，舌淡苔薄白，脉沉细。治疗用益气健脾、渗湿止泻法，用参苓白术散（白扁豆、人参、白术、云苓、甘草、山药、莲肉、桔梗、薏苡仁、砂仁）加减。

（5）干咳少痰，痰黏难以排出，咯血鲜红，血多痰少，反复咯血不止，午后颧红，低热心烦，手足心热，咽干，盗汗，或有遗精、梦交，或有阴股间热，腰脊痛，舌质红，少苔或无苔，脉细数，两尺脉无力。治疗用滋阴降火、宁络止血法，用百合固金汤（生地黄、熟地黄、麦冬、百合、当归、芍药、贝母、桔梗、玄参、生甘草）加减。

18 支气管扩张有对症的中药小验方吗

（1）桑枝15克，地骨皮、桑白皮、麦冬各9克，水煎服。有清肺、养阴、止咳、化痰的作用。适用于肺虚干咳的患者。

（2）冬瓜子15克煎服，亦可配伍桃仁9克，薏苡仁15克，鱼腥草30克等同煎。具有清热、化痰的作用。适用于痰热咳嗽的患者。

（3）柿霜、白及各30克，共研细末，每次1.5克，每日2～3次。有清热、润肺、止血的作用。适用于肺热咳嗽咯血的患者。

（4）白木耳9克，百合、北沙参各12克，冰糖适量，水煎或放碗内隔水蒸服。具有润肺、止咳功效。适用于肺阴不足、干咳咯血的患者。

（5）百合150克，糖适量，水煎饮服。有润肺止咳的作用，适用于肺热咳嗽。

（6）鲜藕250克，侧柏叶100克捣汁，冷开水冲服。有凉血止血的作用，适用于咯血患者。

19 支气管扩张患者可以进行针灸治疗吗

可以。体针治疗：选孔最、膈俞、肺俞、三阴交为主穴。若痰湿盛者配膻中、丰隆；阴虚火旺配太溪、劳宫；肝火犯肺配太冲、阳陵泉；脾肾气虚配脾俞、足三里。每日针1次，平补平泻，可留针10～20分钟。

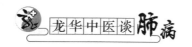

20 支气管扩张患者可以进行穴位敷贴吗

可以，一般支扩的穴位敷贴以肉桂 3 克，硫黄 18 克，冰片 9 克，大蒜头 1 个，共捣泥取上药适量，敷于双侧涌泉穴。咯血的支扩患者不适宜穴位贴敷。

21 支气管扩张的患者可以进行穴位注射吗

可以，支气管扩张的穴位注射常选双侧孔最穴，用装 5 号针头的注射器抽取鱼腥草注射液 2 ～ 4 毫升快速垂直刺入穴位约 0.5 厘米，然后缓慢向深部刺入约 1 厘米，抽无回血，将药液注入。咯血期间一日三次，每次每穴注入鱼腥草注射液 2 毫升，3 天为一疗程。咯血止后改为一天一次，剂量同上，双侧穴位注射或隔日交替注射巩固治疗 2 ～ 3 天。

22 支气管扩张患者如何预防感冒

（1）坚决戒烟：现代科学证明，香烟燃烧时，可产生 1200 多种有害物质，吸入的烟雾可直接刺激上呼吸道黏膜，从而加重炎症反应；烟雾也可减缓鼻黏膜的纤毛的蠕动速度，改变鼻黏液浓度，同时，吸入体内的烟雾，也会降低白细胞的活动能力，上述因素都有利于感冒病毒的侵入，发生感冒。

（2）锻炼呼吸功能：具体方法是缓慢地深吸气，然后缩唇成吹口哨状，让气从口慢慢呼出，吸气与呼气的时间比为 1∶2，每日早、中、晚各做一回呼吸操，每回 20 ～ 30 次。可连续进行数月。

（3）御寒锻炼：患者可从夏季开始进行御寒锻炼，即用冷水洗脸，经过秋季，直到冬季，通过对鼻黏膜的反复刺激，以增强其抗寒功能，减少冬季感冒病毒的侵入。

（4）起居规律：患者应按时休息，保证充足的睡眠，坚持睡前热水洗脚，并按摩涌泉穴。不睡懒觉，起床后进行适度的体育活动。养成定时开窗通气的习惯，保证室内空气流通清洁。

（5）合理营养：食用富含蛋白质、维生素且易消化吸收的食物，以增强

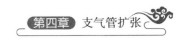

体质，改善呼吸功能，减少感冒。

（6）自我按摩：支扩的病程较长，患者平时容易感冒，应配合防感冒保健操，面部迎香穴按摩，晚间足三里艾熏。两手食指先在两侧鼻翼上下摩擦40次，然后在迎香穴（在鼻翼外缘中点旁开，鼻唇沟中取穴）由外向里旋转按揉20次。在鼻翼上摩擦，能加快鼻部血液循环，尤其在感冒初期时有良好的治疗作用，按迎香穴可起到疏经活血、清火散风、健鼻通窍的功效。

（7）避开传染源：在感冒流行季节或感冒多发时期，支扩患者最好不要去人多的公共场所，如车站、商场、集市、俱乐部、活动室等，最好待在家中，室内可用食醋熏蒸，并做一些有益的活动，如看书、画画、听广播、进行一些手工小制作等，这样既避开感冒传染源，又保持愉快的情绪，有利疾病的恢复。

（8）药物预防：适当服一些补药，如黄芪、党参、当归、白芍、补骨脂、仙灵脾等，可提高机体的免疫力，减少感冒的次数，减轻症状。

㉓ 支气管扩张患者常用药膳有哪些

（1）银耳橘羹：取水发银耳100克，罐头糖水橘200克，白糖适量。先将银耳去蒂洗净，加水适量，用文火煮透。改用大火炖烧时，加入白糖和清水，待银耳质地柔软时加入罐头橘瓣，稍煮，当点心食用。具有补气益肾、止咳化痰的功效。适用于肺热咳嗽，肺燥干咳，痰中带血等。

（2）苹果雪梨羹：取苹果1个，雪梨1个，陈皮3克，白糖30克，淀粉适量。先将苹果、梨去皮核，切成丁，陈皮洗净切碎，一同放入锅内，加水适量，煮熟至烂，加入白糖，再用湿淀粉勾薄芡，佐餐食用。具有补中益气、清热化痰的功效。适用于咳嗽有痰。

（3）百合参耳汤：取百合15克，银耳12克，太子参15克，冰糖适量。先将银耳用清水泡发，去杂质洗净，与洗净的百合、太子参一同放入砂锅内，加水适量，先用武火煮沸，再转用文火炖至银耳熟烂，加冰糖调味，分2次温服，日服1剂。本方具有滋阴益气的功效，适用于肺胃气阴不足所致的咳嗽、少气、口干等。

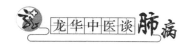

（4）蜂蜜鸡蛋汤：取蜂蜜 35 克，鸡蛋 1 个。先将蜂蜜加水 300 毫升煮开，打入鸡蛋，煮至微沸，顿服，早晚空腹服用。具有润肺止咳的功效。适用于肺燥干咳、久咳。

（5）胡萝卜红枣汤：取胡萝卜 120 克，红枣 40 克。先将红枣洗净，浸泡 2 小时，胡萝卜洗净，与红枣一并放入砂锅内，加入清水，煮约 1 小时左右，以红枣熟烂为度，日服 1 剂，分早晚 2 次服用。具有养阴益气、利气止咳的功效。适用于气阴不足，肺气上逆所致的呛咳阵作、口干自汗、精神疲乏等症。

（6）百合鸡蛋汤：取百合 60 克，鸡蛋 2 个。先将百合洗净，与洗净的鸡蛋一同入锅内，加水适量，煮至蛋熟，去蛋壳，日服 1 剂，饮汤，吃鸡蛋和百合。具有补肺和营养的功效。适用于肺虚久咳。

（7）沙参百合肥鸭汤：取北沙参 30 克，百合 30 克，肥鸭肉 150 克。将北沙参、百合、鸭肉分别洗净，一同入锅，加水适量。先用武火烧沸，再用文火炖至鸭肉熟烂，饮汤吃鸭肉。具有养阴润肺、清热化痰的功效。适用于肺热阴虚所致的咳嗽咯痰，口燥咽干，肺结核咳嗽等。

（8）百合枇杷羹：取鲜百合 30 克，鲜枇杷 30 克，鲜藕 30 克，淀粉、白糖适量，桂花少许。先将鲜藕洗净切片，与百合、枇杷一同入锅加水煮，将熟时加入适量的淀粉调匀成羹，食用时加白糖和桂花各少许，不拘时食用。具有滋阴润肺、清热止咳的功效。适用于燥热伤肺，肺阴不足，虚热扰胸所致的干咳不止。

24 遇到患者咯血应该怎么办呢

患者一旦发生咯血，家属不要惊慌失措。应首先让患者躺下，安静休息，可采取头低脚高位，让患者头偏向一侧，这样有利于呼吸道中的血流出，以免阻塞支气管导致肺不张，头偏向一侧，也可有效地避免血块堵塞气管引起窒息。若患者感到血是从某一侧肺流出来的，或咯血前曾做过 X 线检查，已知道了病变的部位，则应向患侧（出血侧）侧卧，这样可使患侧胸部受压，呼吸活动受限，使病肺得到相对休息，减少咯血，同时可以防止病肺的分泌

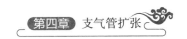

物流向健侧肺而引起病肺扩散；若不能确定咯血的部位，则应平卧，头偏向一侧，并在胸部加压沙袋或冰袋，有助于止血。

25 患者在家中大咯血怎么办

大咯血发生时，患者心情常很紧张，焦虑，这时家人应安慰患者，让其保持安静，平静呼吸，轻轻地将血咯出，且不可有意屏气或将血液下咽，以防血块阻塞气管，引起窒息。患者精神过度紧张时，可用镇静剂，如安定等。由于咳嗽为保护性反射，能有效地清除呼吸道中的异物，故在咯血时，尤其是大量咯血时原则上应慎用或禁用镇咳剂。可服云南白药 0.2～0.3 克，每 4 小时 1 次。经上述急救处理，病情稳定，出血减少后，可就近送医院进行进一步诊治。大咯血的患者若咯血突然中止，同时伴有气急胸闷、烦躁不安、面色青紫及神志不清，提示有血块阻塞气道，容易引起窒息，应立即进行抢救，将患者双下肢抱起，形成头低脚高位，同时轻轻地拍打患者的背部，可使堵塞在气管内的血块自行流出。若患者紧闭牙关，可用外包纱布或手帕的筷子撬开并置于上下牙齿之间，尽量用手指抠出口内的血块，也可用手指刺激咽喉部，促使引起咳嗽排血，解除堵塞。若发现患者已停止呼吸，应立即行口对口人工呼吸。待患者恢复自主呼吸，面色转红润，脱离危险后，应立即送医院急诊。

26 支气管扩张患者咳嗽时有哪些注意事项

咳嗽是呼吸道疾病最常见的一种症状。咳嗽是人体一种保护性防御功能。通过咳嗽，可以排出呼吸道的分泌物或侵入气管内的异物。若咳嗽次数频繁，会造成胸痛、腹痛，并且妨碍睡眠休息，给患者带来痛苦。咳嗽消耗的能量也很大。

（1）咳嗽的患者尽可能避免吸入刺激性气体，如香烟、煤气、汽车废气及氨气、氯气等。

（2）如果冷空气是咳嗽诱因的话，应戴上口罩，避免吸入冷空气。

（3）让患者安静地休息，食用温暖的食物，减少冷的刺激。用温毛巾热

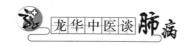

敷喉部，鼓励患者尽量将痰咳出。

（4）咳嗽吐痰多者可用氯化铵、必嗽平等药物祛痰。痰多者不宜用单纯的止咳药物，更不准用麻醉性的止咳药（如可待因）等，以免痰液留于呼吸道，刺激呼吸道，加剧咳嗽和感染。

㉗ 支气管扩张患者如何构筑好呼吸道防线

先来说说呼吸道。我们知道，人要不断地吐故纳新，吸进新鲜氧气，呼出二氧化碳，以保证生命生生不息。而氧气与二氧化碳就是通过呼吸道出入的，这个管道起始于鼻子（或口腔），依次为咽、喉、气管、支气管与肺脏。不难明白，鼻子便成为呼吸系统的"门户"，仅次于鼻子的当数口腔，所有呼吸道传染病都是从这里侵入的，其卫生状况如何，直接关系到传染病的发生与进展势头。有资料显示：在反复发生呼吸道感染的人群中，有77.4%的患者口鼻腔的清洁度较差，或存在慢性口鼻腔疾病。如何把好这道门户呢？关键在于设法保持鼻、口的卫生与健康。具体不妨从以下几个方面做起——

（1）彻底摒弃拔鼻毛、挖鼻孔、不刷牙等不良习惯。

（2）积极治疗慢性鼻炎、鼻窦炎、牙周炎、复发性口腔溃疡等疾病。

（3）常用盐开水或清水漱口。

（4）多喝白开水，保持口腔湿润度。

（5）若周围特别是家中有呼吸道感染性疾病患者，注意戴好口罩。

（6）学会躲避喷嚏飞沫、汽车尾气、"二手烟"气、煤烟气、突然被风刮起的沙尘等。方法是：一旦听到喷嚏声，或闻到气味不对，立即停止呼吸片刻，并赶快离开现场。一个人一次屏气几分钟并不难，而一般情况下只需主动屏气10～30秒，就足以摆脱阵发的飞沫或浊气，做起来毫不困难。

㉘ 支气管扩张患者如何改善室内的空气质量

现代人容易得肺系疾病包括肺癌等，归根到底都是空气污染惹的祸。有关专家做过调查，厨房污染严重的家庭，儿童感冒、咳嗽的发病率超过50%；空气污染严重的城市，儿童肺功能异常的危险增高30%～70%。由此可见，设法改善吸入空气的质量，提升大气的清洁度，具有多么重要的意义。具体措施有：安装排风扇、抽油烟机、负氧离子发生器、空气清新机等。

还有一招值得推荐，这就是主动咳嗽法，尤其对于支扩患者更有现实意义。每天早晨与晚间，到户外选择一处空气新鲜之地做深呼吸，深吸气时双臂慢慢抬起，呼气时突然咳嗽，同时放下双臂，咳出痰液，如此反复做10次，每次深呼吸之后做几次正常呼吸以免过度换气。目的是借此将侵入呼吸道的污染物通过痰的形式排出来，保持呼吸道一方净土，以消除各种病菌滋生的温床。

29 支气管扩张患者需要戒除烟酒吗

吸烟、酗酒对呼吸道的破坏力相当大。先说吸烟，可造成支气管痉挛，纤毛上皮受损，黏液分泌亢进，进而为病菌入侵乃至生长繁殖开了方便之门。吸烟者肺系病的发病率比不吸烟者高出 2 ～ 8 倍，支气管扩张患者本身咳嗽、咯痰的程度和频率就比普通人高很多。再说饮酒，虽说不会直接损害呼吸道，但可降低肝脏的解毒能力，削弱人体的免疫力，间接地损害了呼吸系统的抗病能力。另外，酗酒的人常常有口臭与其他口腔疾病，影响了口腔的清洁度，对呼吸系统的门户也是一种打击。

30 支气管扩张患者如何科学安排三餐提高机体免疫力

科学安排一日三餐，即在坚持平衡膳食原则的前提下，适当向以下营养素倾斜，有助于提高包括呼吸系统在内的机体免疫力。

一是维生素与矿物元素，如维生素 A、C、D 与锌等。维生素 A 在保持呼吸道黏膜上皮细胞的完整性方面独树一帜，从而有效地抵御病原微生物的入侵，蕴藏量丰富的食物有动物肝、奶粉、螃蟹、蛋类、胡萝卜、油菜、小白菜、韭菜等。维生素 C 可与铜元素"结盟"，共同攻击侵入的流感病毒，因而被英国医学专家誉为预防流感的"最佳搭档"，主要分布于柠檬、橙子、番茄、青椒等食物中。至于维生素 D，可以大大增强人体免疫系统的实力，动物肝、蛋黄富含维生素 D。而锌元素的抗病毒能力早已获得科学家的公认，含量丰富的食物当首推鱼、蛋、肉、肝、豆、谷等。

二是多糖类。多糖乃是植物光合作用的主要产物，占植物体的 50%～80%，是植物细胞与组织的重要营养成分和支持物质。多糖对肿瘤、肝炎、心血管病、糖代谢、延缓衰老等方面具有独特的生物活性，对机体的特异性与非特异性免疫功能皆有促进作用，如人参、黄芪、当归、刺五加、红花、麦冬、枸杞子等。

三是类似于辣椒这类身穿红色外衣的食物，天生拥有促进人体组织中的巨噬细胞活力的功能。巨噬细胞乃是感冒病毒等致病微生物的"杀手"，其活力增强了，感冒病毒自然难以在人体内立足，更谈不上生长繁殖了。至于颜色较辣椒稍浅一些的胡萝卜，所含的胡萝卜素可在体内转化为维生素 A，发挥护卫人体上皮组织如呼吸道黏膜的作用，常食之同样可以增强人体抗御呼吸道病毒的能力。另外，鸡汤也是一剂防治感冒的"良药"。比利时的专家发现，鸡汤特别是母鸡汤中含有某些特殊物质，可以增加咽部分泌，加强血液循环，有助于感冒的康复。

31 支气管扩张患者能日光浴吗

适当的日光浴、冷水浴与暖身健体运动，对于提高呼吸道抗病能力也具有事半功倍的效果。以日光浴为例，乃是提升免疫力的一个途径，主要得益于日光中的紫外线光束，刺激人体皮肤中的 7-脱氢胆固醇转化成维生素 D。切莫小看这种极其普通的维生素，每天只需 0.009 毫克就可使免疫力增加 1 倍。尤其是日光合成的维生素 D，无论是生物活性还是防病能力以及对人体的不良反应，都明显优于食物与药物型维生素 D，男女老幼皆可受益。至于孩子，还可施行脚心日光浴，即在上午或傍晚脱掉鞋袜，将两脚心朝向太阳晒 20～30 分钟。妙处在于让阳光中的紫外线直射脚心，促进全身代谢，加快血液循环，提升内脏器官的活力，对体弱多病的支扩孩子尤为适宜。

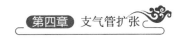

32 支气管扩张患者可以使用"免疫增强剂"吗

有些药物可以增强呼吸系统抵抗力，民间称为"免疫增强剂"，如左旋咪唑涂布剂、核酪注射液、胸腺肽、转移因子、疫苗等，对于支扩反复合并肺部感染者，是值得推荐的，特别是肺炎疫苗，尤其是接种 23 价肺炎球菌多糖疫苗。奥妙在于呼吸道抗病力弱者的主要原因是免疫球蛋白 G 的缺乏，此种免疫球蛋白包括 4 个亚类（IgG1 ～ IgG4），是细菌多糖抗原刺激人体产生的主要抗体成分，约占人体免疫球蛋白总量的 75%，在人体内起着识别与消除入侵细菌、病毒的重要作用。换言之，接种肺炎疫苗可有效地刺激人体产生免疫球蛋白 G，进而防范呼吸道感染，为构筑呼吸道防线添砖加瓦。

33 支气管扩张患者如何进行四季养生

养生，即日常生活中主动适应四季变化，以求达到防病治病、养生长寿的目的。中医经典《黄帝内经》从"和于阴阳，调于四时"出发，提出：①要"春夏养阳，秋冬养阴"的养生原则。因为春夏阳气在外，易泄，不能过用；而秋冬阳气潜藏，阴气在外，因此要注意养阴。除了在衣食住行诸方面注意"春夏养阳，秋冬养阴"外，还有一个有效的防病养生方法就是冬病夏治。即在夏天阳气最旺时进行治疗，促使体内阳气旺盛，去除体内陈寒，使哮喘、慢性支气管炎、关节炎、胃病等在冬季不再发生。②春秋季节中要"春捂秋冻"。中医认为，冬季中人的肌腠处于收敛状态，以抵御寒冷。到了春天，皮肤汗孔转为排汗散热，此时如突然减衣，受风着凉易于致病。我们也可从气象角度（外因）阐明何以同是过渡季节，同是气温多变，而春要捂秋却要冻的道理。这是因为春秋季节中气温变化的方向是相反的，因此春季室内冷于室外，秋季相反。由于我国冬冷而夏热，春秋季升降温特急，室内气温变化远远落后于室外，因而使室内外温差达到了十分显著的程度。这样，春季从室外（特别是温暖的阳光下）走进室内，如果不添衣春捂，时间一久，特别是老弱病人就会受凉得病。秋

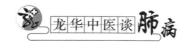

季情况相反，进屋要少穿衣，即"冻"。简而言之，冬季室内有暖气，室内外温差更大，北方人还有进屋先脱衣的习惯，以免出汗伤阳。其道理是一样的。

34 支气管扩张患者为何也要在"三伏天"治疗

"三伏天"治疗，又称冬病夏治。是中医治疗反复咳喘的一种独特疗法，包含深刻的医学道理，实践证明是行之有效的。冬季反复发作的咳喘病，为何要在发作很少的夏季进行治疗呢？临床上常常见到一些支气管扩张的患者，经常在冬季出现病情急性加重，咳喘日久不愈，病情逐渐加重，发作的次数和每次患病的天数越来越多；反复感染使呼吸道黏膜屏障功能日趋降低，耐药菌株滋生蔓延，用药越来越难见效，打针输液用的都是最新抗生素也不能将其治愈，严重影响患者的生活质量，是医学界面对的一大难题。反复呼吸道感染的频繁发作，虽然有病毒和细菌感染的重要因素，但其反复感冒咳喘的根本原因还是患者体质差，全身或呼吸道局部的免疫力低下。中医学认为，这类患者往往既有体质虚弱的一面，又有湿痰素成，肺火易炽的一面，在发作期的冬季，补虚则容易助火，清热又易伤正气，难于两全，春末至秋初的几个月中，是呼吸系统疾病发病较少的时期，也是反复呼吸道感染患者补虚损，增强体质的大好时机，如能系统地治疗，就有希望根治反复多年的顽固病症。常言说"打鱼之时不能补网""天晴之后才能修屋"，冬病夏治也是这样的道理。冬天气候干燥寒冷，呼吸道黏膜防御功能降低，人们长时间生活在室内，空气中悬浮的细菌、病毒密度大，呼吸道疾病不易根治。夏季温暖湿润，户外活动增多，长时间不发病，是呼吸道黏膜修复损伤的良好时机，加上适当药物治疗，有希望使炎症造成的呼吸道上皮细胞排列混乱的状况得到纠正，恢复原来的有序排列，从而使其黏膜屏障作用恢复到正常水平，从而彻底治愈本病。

35 "冬病夏治"有哪些方法

"冬病夏治"目前有许多方法，有中药汤剂、膏剂，有针灸推拿等传统中医方法。中药穴位敷贴和穴位注射方法也是常用的方法，因为这些疗法发挥了穴位刺激和药物作用的疗效，集汤药和穴位为一体。我们认为疾病的产生多为经脉阻滞、气血不通。《灵枢·经脉》说："经络者，所以决生死，处百病，调虚实，不可不通。"穴位是人体脏腑、经络、气血的汇集点，也是外界邪气的侵入点，疾病的反应点，以及我们采用中药外治的治疗点。中药穴位敷贴及穴位注射，一方面通过间接作用，即药物对机体特定部位的刺激，调整阴阳平衡，以改善和增强机体的免疫力，从而达到降低发病率和缓解症状的目的。另一方面，即药物的直接作用，当药物敷贴于相应的穴位之后，通过渗透作用，透过皮肤，进入血液循环，达到脏腑经气失调的病所，发挥药物的"归经"作用。现代医学证明，药物从体外作用于人体穴位、皮肤、神经、血管、淋巴管等均发生一定的变化。通过临床研究，发现一些中药能够刺激皮肤，穿过毛孔，不断进入淋巴液、血液而发挥其药理作用。

36 怎样的被窝更适合支气管扩张患者

支气管扩张患者最忌晚上睡觉受凉或者睡眠质量差等。特别是到了冬季，虽然许多人对本地冬季的气候规律比较关注，同时，也比较注意调节室内气候（比如增温、加湿等），但对与人体直接接触的被窝里的"微气候"状况却注意不多，这不仅影响睡眠的效果，甚至可能影响人体的舒适和健康。人的一生约有1/3的时间在睡眠中度过。我国大部分地区的秋、冬、春三季，睡眠的直接环境就是被窝。保持被窝里有适宜的小气候，对保证睡眠的质量极为重要。温度是影响睡眠的最主要的气象要素。专家们认为，室温在 20 ～ 23℃ 最适宜人睡眠。古人说"春眠不觉晓"，主要依据就是春天早晨的气温为 20 ～ 23℃。研究表明，最适宜入睡的被窝温度为 32 ～ 34℃左右。人体的恒温一般在 36 ～ 37℃，所以在冬季，睡前被窝温度远低于体温，如果睡前不

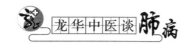

采取一定的措施，人体在接触被窝后的一段时间内，皮肤受到寒冷的刺激，会引起大脑皮层的兴奋，从而不利于入睡。为了确保卧床后能迅速入睡，可采取以下措施调节被窝温度：①卧床前用电热毯或热水袋，使被窝温度提高到32℃以上，但不能超过35℃。温度控制既可凭手感，也可用体温表测量。②临上床前用热水泡泡脚，有利于增进全身血液循环，缩短上床后身体与被窝的热交换时间。③选用厚薄适中的被子，一般以3千克为宜，被子过轻，达不到隔热、保暖的效果；被子过重，既压迫胸部，导致肺活量减少，易做噩梦，又易使被窝温度超过35℃，使人体新陈代谢过旺，能量消耗增大，汗液增多，醒后反而感觉疲劳、困倦，还容易受凉。

被窝内的湿度也是影响睡眠的一个重要因素。试验表明，50%～60%的相对湿度对人体最为舒适。但人在睡眠中因汗液蒸发，被窝湿度常常高于60%，使皮肤受到刺激，影响睡眠深度。为了使被窝湿度趋于最佳状态，可采取以下措施：①降低室内空气湿度。阴雨和降雪天气，卧室内湿度常达70%以上，天晴后，就应及时开窗通风、采光，使室内湿度迅速降低；若长时间阴雨或降雪，可通过室内增温达到降湿的目的。②被子、床单要勤洗晒，从而保持棉絮和被面的干燥。③内衣厚薄要适中，质料要合适，一般以穿对皮肤无刺激、吸湿性强的棉织品为佳。此外，睡眠时把两臂伸出被外，对降低被窝湿度也是有利的，但要防止臂、肩部受凉，身体虚弱的老年人或肩、臂关节炎患者则要慎重。

其实，只要睡眠质量得到了提高，人的抗病能力也会随之提高，所以支扩患者应当认真关注好自己的被窝。

37 支气管扩张的患者可以经常笑吗

常笑益肺！笑能促进体内器官健康，对肺特别有益。笑时胸肌伸展，胸廓扩张，肺活量增大。可以消除疲劳，驱除抑郁，解除胸闷，恢复体力。研究表明，不同的笑对肺会有不同的效果。

轻松微笑：发自肺腑的微笑，可使肺气布散全身，使面部、胸部及四肢肌群得到充分放松。另外，肺气的下布还可使肝气平和，从而保持情绪稳定。

会心之笑：自心灵深处，笑而无声，可使肺气下降与肾气相通，收到强肾之功。

开怀大笑：生发肺气，使肺吸入足量的"清气"，呼出废气，加快血液循环，达到心肺气血调和之目的。

38 支气管扩张患者如何在秋天运动健肺

强健肺脏的最佳方法是体育锻炼，如散步、体操、气功等，其中气功尤为适宜。由于秋主收藏，故以静功为妙。

吸收功：晚餐后两小时，选择室外空气清新之地，先慢步走 10 分钟，然后站定，面对明月，两脚分开与肩平，两手掌相搭，掌心向上，放于脐下 3 厘米处，双目平视，全身放松，吸气于两乳之间，收腹，再缓缓呼气放松，持续半小时即可。

拍肺功：每晚临睡前，坐在椅子上，身体直立，两膝自然分开，双手放在大腿上，头正目闭，全身放松，意守丹田，吸气于胸中，同时抬手用掌从两侧胸部由上至下轻拍，呼气时从下向上轻拍，持续约 10 分钟，最后用手背随呼吸轻叩背部肺俞穴数十下。

39 支气管扩张咯血患者注意事项有哪些

五不宜：不宜做扩胸运动、不宜搬运重物、不宜大声讲话、不宜生气大怒、不宜吃太热食物。

40 支气管扩张伴咯血中医怎么辨证论治

咯血是各种急慢性肺病中常见的伴随症候，支气管扩张为常见的慢性支气管疾病。支气管扩张所导致的咯血除了因用力过度外，还与患者情绪抑郁或脾气急躁有关。肝脉上注于肺，肝失疏泄，肝火偏旺，木火刑金，灼伤肺络而出现肝火肺热之咯血症状。支气管扩张的急性发作，常咯血如涌，患者肝火炽盛和邪火迫肺的症状非常突出。治疗应平肝清火为先，以阻止病情发

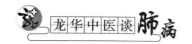

展，火降则血静，气顺血自归经。

对于少量咯血，长期不愈的患者，常有瘀血交叉存在，治疗要在平肝清火的基础上加几味活血祛瘀的药物，如川芎、桃仁等。这是行血和止血的辨证，常常可起到相辅相成的作用。

41 支气管扩张咯血与燥热有关系吗

肺为娇脏，喜润恶燥，燥邪犯肺，肺失清肃则喉痒、咽干、咳嗽，肺络受伤故咳血或咯血。燥伤津液而致咳痰不爽或干咳、痰少、口干、鼻燥，舌质红少津，苔薄黄，脉细数，呈燥热伤肺之征。清热润肺，宁咯止血，一般用桑杏汤，方中桑叶轻宣润燥；杏仁、象贝母宣肺润肺止咳；栀子、淡豆豉清宣肺热；沙参、梨皮养阴润肺，临证酌加藕节、脱力草、白茅根、侧柏叶凉血止血，出血量多而不止者，加云南白药或三七粉吞服。

42 支气管扩张咯血与肝火亢盛有关系吗

肝火亢盛，木火刑金，肺失清肃，肺络受伤，咳嗽阵作且痰中带血或咯血，肝火犯肺故胸胁牵引作痛。肝在志为怒，肝火旺则烦躁易怒，肝火盛则目赤、口苦、便秘、溲赤，肝火扰心则眠少多梦，舌质红，苔薄黄，脉弦数，呈肝火偏亢之征。清肝凉血，血自归经。一般采用黛蛤散合泻白散，两方合用，青黛清肝泻火；桑白皮、地骨皮清泻肺热；海蛤壳、甘草止咳化痰；临证可酌加大小蓟、白茅根、茜草根、侧柏叶凉血止血；肝火盛，烦躁易怒，目赤口苦可加牡丹皮、栀子、黄芩；若咳血较多，血色鲜红，可加用犀角地黄汤（方中犀角用水牛角代）冲服云南白药或三七粉以清热泻火、凉血止血；鹿含草为清热凉血药，对金黄色葡萄球菌有抑制作用，加入大剂量黄芩，配以蚤休、鱼腥草、败酱草可增强清肺泄热作用，再加桃仁、生大黄通腑，达到祛痰抗感染作用，从而达到止血目的。

43 支气管扩张咯血与阴虚肺热有关系吗

肺阴不足，肺失清润，阴虚火旺，损伤肺络则咳嗽痰少，痰中带血。肺阴亏虚，难以速愈故反复咯血，经久不愈；肺阴不足，津液亏少，故口干咽燥；阴虚火旺则潮热盗汗，两颧红赤，舌质红，苔少，脉细数，呈阴虚肺热之征。滋阴润肺、降火止血，一般采用百合固金汤，方中百合、麦冬、生地黄、玄参养阴清热凉血，润肺生津；当归、白芍柔润补血；贝母、甘草肃肺化痰止咳，可酌加白及、白茅根、郁金、芦根。芦根甘寒归肺胃经，善清肺热，开郁结，涤痰热，祛湿邪，有清热不伤正、滋阴不壅滞之长，白茅根药性与芦根相近，兼有凉血止血的功效，另据药理研究表明，芦根所含的天门冬酰胺有较强的镇咳作用，两药合用有增强清肺金、化痰热之效。

44 支气管扩张咯血与肺脾气虚有关系吗

气虚不足，摄血无力，血液外溢，故吐血缠绵不止，血色暗淡，时轻时重。正气不足则神疲乏力，气短声低；气血虚弱，心失所养，则心悸；血虚不能荣于上，故面色苍白；气虚及阳，中阳不足，则畏寒肢冷，自汗便溏、脉沉迟、舌质淡、脉弱，呈气虚不足之象。归脾汤能益气健脾，摄血养血，但止血之力稍弱，临证可加用脱力草、茜草、阿胶等增强止血之效，也可加炮姜炭，温阳止血，乌贼骨收敛止血；若气损及阳，脾胃虚寒兼见肢冷畏寒，自汗便溏，脉沉迟者，治宜温经摄血，可用侧柏叶汤合理中汤，前方加艾叶、炮姜温经止血，侧柏叶宁络止血，理中汤温中健脾以摄血，合方共奏温经止血之效。

45 支气管扩张咯血与气郁血瘀有关系吗

呼吸有出入，气机有升降，气行则血行，气滞则血瘀。患者长期咳嗽，咯血色暗，痰饮内伏与气郁、血瘀往往互为因果，关系非常密切。因为宿痰伏肺，气机郁滞，升降失常影响血液运行，出现痰瘀胶结不解的复杂局面，

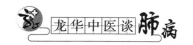

所以要用软坚消结化瘀法。用药宜渐消缓化，如果猛剂急攻，则痰未清而正气伤，必须权衡邪正虚实，缓急轻重，宜采用攻补兼施的方法，加用玄参、功劳叶补益一身之气，可使邪去而正不伤。治痰治瘀，以治气为主，气顺痰易消，气行血也活，从而达到痰瘀消散的目的，亦可加入郁金。

46 支气管扩张便秘者能吃麻仁胶囊吗

麻仁胶囊，性味甘平，含有脂肪油、蛋白质、挥发油、维生素（E、B_1）、卵磷脂、植物甾醇、亚麻酸、葡萄糖酸等。内服后，其所含脂肪油在肠中遇碱性肠液便产生脂肪酸，可刺激肠壁，使分泌增多，蠕动增快而起缓下作用。《药品化义》说："麻仁能润肠，体润能去燥，专利大肠气结便秘。"从临床上来看，对于肠燥积滞、大便秘结、习惯性便秘等症，麻仁都具有较好的治疗效果。由于药效较温和，适用于老年便秘患者。另外，此药富含蛋白质、维生素、卵磷脂等营养物质，《神农本草经》也说它"主补中益气，肥健"。对于老年支扩患者，多见脾胃亏虚，气血亏虚而致虚秘者，可用麻仁胶囊缓解便秘。

47 对支气管扩张怎样未病先防

预防支气管扩张的发生，重点在于积极防治支气管－肺脏的感染。要积极治疗麻疹、百日咳、流行性感冒以及急慢性支气管炎，防止经常反复感染造成支气管管壁损害。同时，也要防止异物吸入及有害气体吸入，造成支气管损害。应注意锻炼身体，增强体质，慎起居，适寒温，防止外邪犯肺，因咳嗽而引起咳血。饮食方面应少食或不食辛辣炙煿及生痰动火之物。吸烟及饮酒易使咳嗽发作，故宜戒除。调畅情志，保持心情舒畅，可避免气郁化火动血。过度疲劳也是诱使支气管扩张发病的原因之一，宜劳逸结合，注意休息。

48 支气管扩张患者怎么荤素搭配吃

荤菜不宜过量，平时要以吃素食为主，尽量少吃荤食。即使是吃些肉类，最好也是选用去皮禽肉，如鸭肉、鸡肉、鸽肉，还有鱼虾类等。

49 支气管扩张患者要多喝水吗

饮水不可忽视，许多人不爱饮水，这是一种不好的习惯。多喝水可以补充体液、增强血液循环、促进新陈代谢。多喝水还可以促进腺体，尤其是消化腺中胰液和胆汁的分泌，以利消化、吸收和排泄废物，减少代谢产物、毒素对肝脏和肠道的损害。一般来讲，对于支气管扩张的患者，每天建议饮水 2 升以上，以饮温开水或淡茶水为好。建议早晨起床后和晚间临睡前各饮一杯温开水。

50 支气管扩张患者可以喝牛奶吗

只要不过敏，牛奶应长期饮用。牛奶含有丰富的钙、优质蛋白质、脂肪、维生素和其他矿物元素。牛奶主要能补充钙质、保护骨骼、防止骨质疏松与骨质增生症等。因此，要天天坚持喝。可根据个人情况选择低脂奶、脱脂奶或酸奶。对奶不耐受者，可选择豆浆替代。

51 支气管扩张患者可以吃鸡蛋吗

可以。人体不可缺少蛋白质，鸡蛋是最理想的优质蛋白质的来源。所以，每天必须保证吃一个鸡蛋。鸡蛋的烹制可选用煮、蒸和炖等方式。有高胆固醇者应以食蛋白为主，也可吃少许蛋黄，这要因人而异。

52 支气管扩张患者对烧菜的食用油怎么选择

食用植物油要比食用动物油好得多，但是植物油并非十全十美。植物油含有较多的饱和脂肪酸，易产生过氧化物与人体蛋白反应，形成脂褐素在器官中积存，促进人的衰老，有助长癌的发生和发育作用。因此，无论色拉油、大豆油、花生油、菜籽油，还是橄榄油或芝麻油，必须限量食用。建议每人每日用量最好不超过 25 克，要尽量避免接触做菜产生的油烟，因其容易诱发气道高反应，导致咳嗽、咳痰加剧。

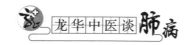

53 支气管扩张患者可以吃人参吗

中医认为人参能大补元气，安神益智，久服能轻身延年。近代研究认为，人参能提高工作效率，减少疲劳，增加肌体对各种恶劣条件的抵抗能力，调节脑、神经与内分泌，能强心，减慢心率，提高肌体耐缺氧能力，此外人参还有促进性腺功能的作用。但其本身也有副作用，如引起腹胀、纳呆、水肿等，因此不可滥用。支气管扩张的患者，病程长，久病易虚，可在医师指导下适量服用。

54 支气管扩张患者可以吃西洋参吗

西洋参是一味上品药材，药性和缓，四季皆宜服用，其功效为补肺降火、养胃生津。主要用于虚弱、喘咳咯血、热病伤阴等，而某些广告过分夸大了西洋参的作用，使人们误认为西洋参是老少皆宜的"百灵之药、万应之品"。小剂量西洋参一般无疗效，大剂量会产生不良反应，如烦躁、心悸、失眠、胃肠功能紊乱、皮疹、性功能失常、月经异常等，药理上称为"西洋参综合征"。西洋参药理剂量为每日 3 ～ 6 克。支气管扩张患者多伤阴，一般在医师指导下均可服用。

55 支气管扩张患者可以吃燕窝吗

燕窝是由金丝燕唾液与绒羽等混合凝结而成，主要产地为印尼、泰国、日本，以及我国福建、漳州、广州等地。本品既是中药材，又因无毒可作食品，有滋阴润肺、化痰止咳、补虚健脾的功效，因其数量少而成为珍品。在医师指导下支气管扩张患者每日服用 5 ～ 10 克对调整体质有一定的作用，但燕窝伪劣商品较多，多由动物骨胶、淀粉或用猪皮、银耳渣加工而成，特别是成批生产的瓶装制品，必须辨别真伪。

56 支气管扩张患者可以吃冬虫夏草吗

可以。冬虫夏草具有养肺补肾功效，多用于肺虚咳血、肾虚阳痿等症，甚至可用于晚期肿瘤患者，是一味毒性很小的名贵中药材。但因产量少，使其疗效与价格不成比例，目前大多数人服用虫草而未获得药效，原因在于虫草的一般药用剂量为每日 2～4 克（煎药），一日服用 2～4 条虫草远不能达到药用剂量。

57 支气管扩张患者可以服用膏方吗

可以。中医膏方，源远流长，每逢初冬之际，是人们冬令进补，服用膏方进行调养的大好时机。服用膏药的主要作用，是为了保健强身，抗病延年。只要辨证精确，用药得当，均可增强人体的抗病能力，提高免疫功能，从而有利于疾病的好转和痊愈。

58 支气管扩张患者可以食疗吗

食疗是最好的治疗方法之一，对防病治病有确切的功效，但不等于食疗能包治百病，也不能因此代替药物治疗。如果病情急重，或者应用食疗后疾病不减轻，应该请医生指导。

59 支气管扩张患者秋季膳食怎样安排

秋季容易出现口干、唇焦等"秋燥"证候，如咳痰含血丝、鼻衄、皮肤干燥。应选用滋养润燥，益中补气的食品，这类食品有银耳、百合等。银耳含有碳水化合物、脂肪、蛋白质以及磷、铁、镁、钙等，具有滋阴、润肺、养胃、生津的补益作用，用水浸泡发后，煮烂，加糖服食，对治疗和预防"秋燥"有较好的效果；百合也有养肺阴、滋肺燥、清心安神之功效。

60 支气管扩张患者秋季如何饮食养生

进入秋天后，一日三餐之食物宜以养阴生津之品为主，如芝麻、蜂蜜、梨、莲子、银耳、葡萄、萝卜、蔬菜等柔润食物，少吃辛辣燥热之品，必要时可服补品，但应清补，不可大补。以下药粥值得一试：

（1）银耳大米粥：银耳5克，泡发后加入大米50～100克淘净同煮。然后加蜂蜜适量，搅匀即可。

（2）莲藕大米粥：莲藕10克洗净切碎，大米50克左右同煮。煮成后可加蜂蜜。

（3）山药大米粥：山药100克，大米50克。山药洗净切块，大米淘净煮粥，一日2次分食。

（4）大枣银耳羹：银耳泡发，加入大枣10枚，加入适量水煮一两个小时，然后调入白糖或冰糖食用。

61 支气管扩张患者冬季膳食怎么安排

冬季饮食的营养特点即增加热量。在三大产热营养素中，蛋白质的摄取量可保持在平常水平，适当增加热量主要通过提高糖类和脂肪的摄取量来保证。可多吃点核桃、板栗、松子以及花生、葵花子、芝麻、黑豆、黑米等。此外，应注意增加维生素C的摄入，可多食白萝卜、胡萝卜、土豆、菠菜等蔬菜及柑橘、苹果、香蕉等水果。同时增加动物肝、瘦肉、鲜鱼、蛋类、豆类等以保证身体对维生素的需要。冬天也应食用一些温热之品，以取阳生阴长之义，如宜吃牛肉、羊肉、狗肉、龙眼肉、枣、蛋、山药、猪血、糯米、韭菜等。

62 关于绿脓杆菌中医怎么治呢

绿脓杆菌持续存在，难以彻底清除是支气管扩张伴感染的治疗难点之一，主要原因是绿脓杆菌容易吸附在体内黏膜表面形成生物被膜，生物被膜可以阻止抗生素的渗透，吸附抗生素灭活酶，促进抗生素水解，被膜下细菌代谢低下，呈"亚冬眠状态"，对抗生素的敏感性降低，阻止体内免疫系统对细菌的清除，产生免疫逃逸，减弱机体免疫力与抗生素的协同杀菌作用。因此，临床常遇见在支气管扩张疾病基础上发生绿脓杆菌感染，虽然应用抗菌药物但病原菌仍持续存在，病情反复难治。急性期，中医常以三紫汤（紫草、紫花地丁、紫菀）配合清热、祛风、软坚之品，清热之品选用桑白皮、黄芩、鱼腥草、白花蛇舌草、半枝莲、虎杖等；祛风药选用全蝎、蜈蚣、地龙等搜风通络之药，或酌加蝉衣、僵蚕等祛外风之品；软坚之药如夏枯草、玄参、牡蛎等。缓解期，根据脏腑气血之不足选用不同的治疗方法和药物。通过中药干预后，多数对抗生素耐药的细菌会重新恢复敏感性。

63 支气管扩张伴咯血的患者可以服用云南白药吗

云南白药，国内配方保密。但对于多种出血性疾病都有明显的疗效，可以加速止血、缩短病程。有研究表明，这方面的药理作用主要是缩短出血时间和凝血时间，云南白药能使凝血酶原时间缩短，增加凝血酶原含量，并能诱导血小板的聚集和释放。对于支气管扩张伴咯血有很好的治疗效果，不单单是止血效果好，云南白药对炎症物质的释放有抑制作用，对于改善微循环、改变血管通透性等方面都有效用，可加速病灶炎症的吸收。

附： 在美国销售的云南白药可见配方：总成分 500mg，散瘀草 85mg、苦良姜 30mg、老鹳草 36mg、白牛胆 25mg、三七 200mg、穿山龙 57.5mg、怀山药 66.5mg。

64 支气管扩张患者可以服用润肺膏吗

可以。润肺膏成分包括，莱阳梨清膏、党参、炙黄芪、紫菀（蜜炙）、百部（蜜炙）、川贝母。辅料为蔗糖、蜂蜜。莱阳梨为梨中极品，含配糖体及鞣酸等成分，能祛痰止咳、生津润肺，富含 B 族维生素，钾、钙等营养元素及多种氨基酸，可增强体质，提高机体的免疫力；百部、紫菀、川贝母药理研究显示有抗菌、化痰、抑制平滑肌收缩的作用；党参和黄芪可补中益气，健脾益肺，固本扶正。因此，润肺膏适合支气管扩张患者非急性加重期服用。

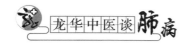

65 支气管扩张患者可以喝菊花茶吗

菊花有清热解毒、明目的功效，是可以适量泡茶饮用的。研究发现菊花对呼吸道黏膜有保护作用。

66 支气管扩张患者可以喝雪莲茶吗

对于有慢性支气管扩张的患者是可以适当吃些雪莲的，雪莲中含丰富的维生素 C 和维生素 A，具有抗氧化性，对提高抵抗力有好处，能减轻炎症，减轻化脓症状，对减少支气管阻塞有好处，对缓解病情有帮助。

67 支气管扩张患者可以吃烧烤吗

不建议。烧烤食物有火热之性，咯血的支扩患者若吃了烧烤食物，恐会诱发或加重咯血，加重体内痰热。

68 什么是体位引流

体位引流是指对分泌物的重力引流，配合使用拍背促进痰液分泌物的排出。

69 体位引流的目的是什么

体位引流的目的主要是促进脓痰的排出，使病肺处于高位，其引流支气管的开口向下，促使痰液借重力作用顺体位引流气管咳出，有助于痰液的引流。

70 体位引流排痰如何进行

根据病变部位，采取不同姿势做体位引流。如病变在下叶、舌叶，或中叶者，取头低足高略向健侧卧位；如病变在上叶，则取坐位或其他适当姿势，以利引流。引流时，嘱患者间歇做深呼吸后用力咳嗽，护理人员用手（手心屈曲呈凹状）轻拍患者胸或背部，自下部向上进行，直到痰液排尽，或使用机械震动器，使聚积的分泌物松动，并使其移动，易于咳出或引流。每日

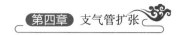

3 ～ 4 次，每次 15 ～ 30 分钟。

71 体位引流有哪些注意事项

（1）饭前或至少在饭后 2 小时进行，以避免发生呕吐，每次引流位置保持不应少于 15 分钟。

（2）说服患者配合引流治疗，引流时鼓励患者适当咳嗽。

（3）引流过程中注意观察患者情况，如有无咯血、发绀、头晕、出汗、疲劳等情况，如有上述症状应随时终止体位引流。

（4）引流体位不宜刻板执行，必须采用患者既能接受，又易于排痰的体位。

72 支气管扩张患者可以做雾化吸入治疗吗

可以。雾化治疗可以解除气道痉挛，稀化痰液，治疗呼吸道感染，减轻气道炎症和水肿。

73 雾化吸入可以用哪些药物

（1）抗生素：如庆大霉素。

（2）解痉药：爱全乐雾化液、苏顺雾化液、博利康尼雾化液等。

（3）稀化痰液：α- 糜蛋白酶、富露施雾化液。

（4）减轻水肿：普米克令舒雾化液。

（5）局部止血：巴曲亭。

74 支气管扩张患者可以做哪些运动保健

可以练气功、太极拳，以及散步等，每日 2 次，每次 15 ～ 20 分钟。

75 支气管扩张患者能晚上足浴泡脚吗

可以用一贯煎中药汤剂足浴泡脚。一贯煎，出自《续名医类案》，药物组成包括北沙参、麦冬、当归身各 9 克，生地黄 30 克，枸杞子 15 克，川楝子

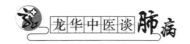

3 克。

76 支气管扩张患者为何会久咳咯痰、活动后气短

这主要和肺失宣发肃降、脾失运化、肾不纳气有关。

77 支气管扩张患者为何会咯大量脓痰

西医认为是由于反复感染导致脓痰生成，中医则认为与肺、脾、肾三脏功能失常有关。

78 支气管扩张患者的脓痰为何多见黄绿色

西医认为主要是由于脓痰中绿脓杆菌生长，导致痰色为黄绿色。中医认为则是痰热蕴肺的表现。

79 如何理解"脾为生痰之源，肺为储痰之器"

痰的产生主要与肺、脾两脏有关。肺主呼吸，调节气的出入和升降。当邪气侵袭肺时，容易导致肺内的津液凝聚成痰。脾主运化，即消化和运送营养物质至各脏器。如果湿邪侵犯人体，或思虑过度、劳倦及饮食不节，都能伤脾而使其失去运化功能，造成水湿内停凝结成痰。

80 如何理解"肾为生痰之本"

因为脾阳根于肾阳，肾阳充足是脾阳健旺的根本。而脾阳健旺是正气内存的根本，正气内存则是邪不可干的保证。所以，在临床上，健旺脾阳的同时，常要考虑是否存在肾阳不足之象，而适当配入温补肾阳之品，如附子、肉桂、细辛、淫羊藿、吴茱萸等。

81 支气管扩张患者的脓痰痰培养可以见到哪些细菌

以绿脓杆菌、肺炎克雷伯杆菌、鲍曼不动杆菌多见。

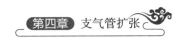

82 支气管扩张患者的痰细菌培养药敏检测见泛耐药，怎么办

痰细菌培养提示泛耐药是西医治疗支扩的一个难点，而通过中医的方法可以很好地解决这一难题，现代药理研究发现清热解毒类中药具有一定抑菌杀菌的功效。

83 哪些中药有抑制绿脓杆菌作用

现代药理研究发现中药五倍子、乌梅、夏枯草、黄芩、半边莲、赤芍、胡黄连、黄连、蒲公英、丝瓜络、密蒙花、秦皮、土茯苓、连翘、白薇、青蒿等有抑制绿脓杆菌生长的作用。

84 中药超声雾化能抑制肺部绿脓杆菌生长吗

可以。取白头翁、夏枯草、玄参、生大黄各 20 克，水煎 1 小时，取汁 200 毫升，过滤后装瓶，冰箱冷存，每次取 20 毫升，每次雾化 20 分钟，每日 2～3 次，5 天为 1 疗程。

85 支气管扩张患者每日排出大量脓痰，对身体体质有影响吗

有影响。痰饮是由于体内津液不从正化而生成，支扩患者每日大量排痰，会造成体内津液耗伤，出现形体消瘦、舌红质干、口干等表现。

86 支气管扩张患者反复咯血，对身体体质有影响吗

若咯血量大，会引起头晕乏力、精神萎靡、面色苍白、畏寒等气血亏虚表现。

87 哪些中药有凉肺止血的功效

仙鹤草、白及、藕节、茜草、蒲黄、六月雪等。

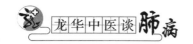

88 支气管扩张伴咯血的患者能吃阿胶吗

阿胶有补血止血、滋阴润燥的功效,主治血虚证、虚劳咯血等出血,妇科妊娠下血、崩漏,阴虚心烦失眠,肺虚燥咳,虚风内动之痉厥抽搐。所以对支气管扩张伴咯血的患者在咯血稳定后经辨证有阴血亏虚的,可以适当予阿胶滋阴补血。

89 支气管扩张中医临床证型以哪种多见

以痰热蕴肺型和肝火犯肺型多见。

90 大便通畅与否对控制支气管扩张病情重要吗

重要。肺与大肠相表里,长期便秘,腑气不通的支扩患者,容易导致肺热毒素蕴积,造成反复感染及咯血。针对大便秘结,可以通过运用枳实、大黄、全瓜蒌等中药泻腑通便,使腑气得通,肺热可清,肺气顺降,则咳喘自止。

91 对支气管扩张中医为何要肺鼻同治

支气管扩张患者常伴有副鼻窦炎,出现鼻塞、流黄脓涕,中医学称为鼻渊。慢性副鼻窦炎经久不愈,脓涕沿着咽喉、气管壁向下流,沉积于小支气管,使其反复感染,久而久之成为了支气管扩张的重要原因,以右下肺多见。而支气管扩张又常因感冒、上呼吸道感染而诱发,尤其是合并副鼻窦炎者,往往是引起本病复发和加重的主要原因,从而使支气管扩张的防治更为复杂。

92 哪些中药有开窍通鼻的功效

辛夷、苍耳子、路路通、牛蒡子等有开窍通鼻功效。

93 对支气管扩张中医治疗为何重视益气养阴

所谓"正气存内,邪不可干,邪之所凑,其气必虚"。支气管扩张患者幼年多罹患麻疹性肺炎、百日咳等疾病，病邪的侵入与素体气阴不足有关。肺卫不固，腠理疏松，护卫不利，易受外邪。气机欠畅，肺失宣肃，久咳不止，又伤肺络，而痰血相间。痰郁日久，化火成瘀，灼烧津液，津亏液少，失于濡养，阴液亏耗，阳亢于上，血随阳火上升，则咯血不止，又津血同源，血少则津亏，病情更为加重。且本病缠绵难愈，反复发作，病程日久，气阴亏虚尤甚，甚则及肾，可致肾阴不足。所以，益气养阴为治疗支气管扩张的治本大法。

94 活血祛瘀中药为何有利于支气管扩张病情改善

支气管扩张患者由于病程较长，病变局部由于淋巴血管破坏和局部循环不良，纤维化较多，造成病变不易痊愈等情况。根据"久病必瘀"的中医观念，治疗过程中加用活血药以祛瘀生新，改善病灶周围的血液循环，可以帮助药物渗透以增加疗效。

95 支气管扩张患者常合并咯血，选用活血药是否适宜

唐容川在《血证论》中明确提出："凡系离经之血，与营养周身之血已睽绝而不合，此血在身，不能加于好血，而反阻新血之化权，故凡血证，总以祛瘀为要。"在具体应用时要明辨标本、权衡缓急，若是由于瘀血日久导致的出血，血色黯淡，应以活血化瘀药为主，如血色鲜红，可以选择化瘀止血药物配合收敛止血、凉血止血药物。

96 燥湿化痰基本方——二陈汤由哪些药物组成

二陈汤出自《太平惠民和剂局方》，药物组成包括橘红 15 克，白茯苓 12 克，半夏 9 克，甘草 9 克。有燥湿化痰、理气和中之功效。

97 治痰为何要理气

中医认为痰随气而升降，气滞则痰聚，气顺则痰消，所以重视理气药的应用。二陈汤中橘红这味中药就是起到理气行滞的功效。

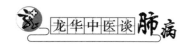

98 民间常用贝母化痰，川贝母和象贝母有何不同

贝母产于浙江象山的名"象贝母"，又名"大贝母""浙贝母"；产于四川省的名"川贝母"。象贝母清火化痰开郁散结的力量较大，适用于风热犯肺或痰热郁肺的咳嗽痰黄，以及痈肿、瘰疬等症；川贝母润肺止咳的作用较好，适用于虚劳咳嗽。

99 支气管扩张患者气阴亏虚为何宜清补而不是滋补

中医认为阴虚者宜补而兼清，肺为娇脏，用药贵在轻盈，故以清补为宜。

100 滋阴清补常用哪些中药

太子参、玄参、沙参、黄芪、麦冬、生地黄等。

第五章 肺脓肿

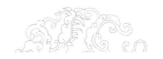 中医如何命名"肺脓肿"

肺脓肿属于中医"肺痈病"范畴，是肺内形成痈肿脓疡的一种疾病。临床上以发热、咳嗽、胸痛、咳痰量多、气味腥臭，甚至咳吐脓血为特征。

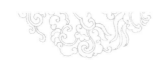 中医如何认识肺脓肿的病因病机

中医认为肺脓肿致病主要由于热邪犯肺，内蕴不解，壅滞肺络，以致血败肉腐而化脓成痈。

（1）感受外邪：多为风热外邪，自口鼻或皮毛侵犯于肺所致。正如《类证治裁·肺痿肺痈病》所说："肺痈病者，咽干吐脓，因风热客肺蕴毒成痈。"或因风寒袭肺，未得及时表散，内蕴不解，郁而化热所为。《张氏医通·肺痈病》曾说："肺痈病者，由感受风寒，未经发越，停留胸中，蕴发为热。"肺脏受邪热熏灼，肺气失于清肃，血热壅聚而成。

（2）痰热内盛：平素嗜酒太过或嗜食辛辣炙煿厚味，酿湿蒸痰化热，熏灼于肺；或肺脏宿有痰热，或他脏痰浊瘀结日久，上干于肺，形成肺痈病。若宿有痰热蕴肺，复加外感风热，内外合邪，则更易引发本病。《医宗金鉴·外科心法要诀·肺痈病》曾指出："此症系肺脏蓄热，复伤风邪，郁久成痈。"

（3）正虚劳倦：劳累过度，正气虚弱，则卫外不固，外邪易乘虚侵袭，是致病的重要内因。本病病位在肺，病理性质属实、属热。《杂病源流犀烛·肺病源流》谓："肺痈病，肺热极而成痈也。"因邪热郁肺，蒸液成痰，邪阻肺络，血滞为瘀，而致痰热与瘀血互结，蕴酿成痈，血败肉腐化脓，肺损络伤，脓疡溃破外泄，则成痈化脓的病理基础，主要在热壅血瘀。正如《柳选四家医案·环溪草堂医案·咳喘门》所说，"肺痈之病，皆因邪瘀阻于肺络，久蕴生热，蒸化成痈"，明确地突出"瘀热"的病理概念。

③ 肺痈病的中医病理演变包括哪些阶段

本病的病理演变过程，随着病情的发展，邪正的消长，可分为初期、成痈期、溃脓期、恢复期等不同阶段。

（1）初期：因风热（寒）之邪侵犯卫表，内郁于肺，或内外合邪，肺卫同病，蓄热内蒸，热伤肺气，肺失清肃，出现恶寒、发热、咳嗽等肺卫表证。

（2）成痈期：为邪热壅肺，蒸液成痰，气分热毒浸淫及血，热伤血脉，血为之凝滞，热壅血瘀，蕴酿成痈，表现为高热恶寒、咳嗽、气急、胸痛等痰瘀热毒蕴肺的证候。

（3）溃脓期：为痰热与瘀血壅阻肺络，肉腐血败化脓，肺损络伤，脓疡溃破，排出大量腥臭脓痰或脓血痰。

（4）恢复期：为脓疡内溃外泄之后，邪毒渐尽，病情趋向好转，但因肺体损伤，故可见邪去正虚，阴伤气耗的病理过程，继则正气逐渐恢复，痈疡渐告愈合。若溃后脓毒不尽，邪恋正虚，每致迁延反复，日久不愈，病势时轻时重，转为慢性。

④ 肺痈病与风温肺热病如何鉴别

风温肺热病初起以发热，咳嗽，烦渴或伴气急胸痛为特征，与肺痈病初期颇难鉴别。但风温经及时正确治疗，一般邪在气分即解，多在一周内身热下降，病情向愈。如病程超过一周，身热不退或更盛，或退而复升，咯吐浊痰腥臭，胸痛不解，应考虑肺痈的可能。

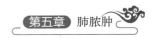

5 肺痈病与痰热蕴肺证如何鉴别

肺脏其他疾患若发生痰热蕴肺时，亦可表现发热、咳嗽、胸痛、咯痰带血等症状，但以痰热蕴肺证为主，病情较肺痈轻，临床咯吐浓稠浊痰较多，仅夹有血丝或伴咯血；而肺痈则为瘀热蕴结成痈，酿脓溃破，病情较重，寒战高热、胸痛较甚，尤其是可见咯吐大量腥臭脓血浊痰。

6 肺脓肿的中医辨证要点有哪些

（1）掌握病性：本病为热毒瘀结于肺，但应辨别痰、热、毒、瘀的主次及注意有无气阴的耗伤。

（2）辨别病期：本病属于邪实证候，但各个病期的病机重点有所差异，故应结合病程和临床表现分辨出初期、成痈期、溃脓期、恢复期，为临床治疗提供依据。

7 中医治疗肺痈病的原则有哪些

中医治疗的基本原则：清热散结、解毒排脓。

8 中医治疗肺痈病的治法有哪些

针对不同病期，分别采取相应治法。如初期清肺散邪；成痈期，清热解毒，化瘀消痈；溃脓期，排脓解毒；恢复期，阴伤气耗者养阴益气，若久病邪恋正虚者，当扶正祛邪。在肺痈的治疗过程中，要坚持在未成脓前给予大剂清肺消痈之品以力求消散；已成脓者当解毒排脓，按照"有脓必排"的原则，尤以排脓为首要措施；脓毒消除后，再予以补虚养肺。肺痈病为热壅血瘀的实热病证，即使风寒所致也已经化热，故切忌用辛温发散之品以退热，恐以热助热，邪热鸱张。同时，亦不宜早投补、敛之剂，以免助邪资寇，延长病程，即使见有虚象，亦当分清主次，酌情兼顾。

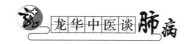

⑨ 肺痈病初期的证候有哪些

初期证候可见发热，微恶寒，咳嗽，咯黏液痰或黏液脓性痰，痰量由少渐多，胸痛，咳时尤甚，呼吸不利，口干鼻燥，舌苔薄黄或薄白，脉浮数而滑。

⑩ 肺痈病初期如何中医治疗

初期中医治疗以清热散邪为主。方药采用银翘散。方中用金银花、连翘、芦根、竹叶以辛凉宣泄，清热解毒；配荆芥、薄荷、豆豉助金银花、连翘以辛散表邪，透热外出；桔梗、甘草、牛蒡子轻宣肺气。若内热转甚，身热，恶寒不显，咯痰黄稠，口干者，酌加石膏、黄芩、鱼腥草以清肺泄热。痰热蕴肺，咳甚痰多，配杏仁、浙贝母、桑白皮、冬瓜仁、枇杷叶肃肺化痰。肺气不利，胸痛，呼吸不畅者，配瓜蒌皮、郁金宽胸理气。

⑪ 肺痈病成痈期的证候有哪些

成痈期可见身热转甚，时时振寒，继则壮热不寒，汗出烦躁，咳嗽气急，胸满作痛，转侧不利，咳吐浊痰，呈现黄绿色，自觉喉间有腥味，口干咽燥，舌苔黄腻，脉滑数。

⑫ 肺痈病成痈期如何中医治疗

成痈期中医治疗以清肺化瘀消痈为主。方药用千金苇茎汤合如金解毒散。千金苇茎汤中，苇茎清解肺热；薏苡仁、冬瓜仁化浊祛痰；桃仁活血化瘀，全方共奏化痰泄热，通瘀散结消痈之功。如金解毒散中，黄芩、黄连、栀子、黄柏降火解毒；甘草、桔梗解毒祛痰，宣肺散结以消痈。两方合用则可清热解毒，化浊祛痰，活血散瘀，解痰、瘀、热毒之壅滞，以散结消痈。另可酌加金银花、蒲公英、紫花地丁、鱼腥草、败酱草等以加强清热解毒之功效。大便秘结者加大黄通腑泄热。热毒瘀结，咯脓浊痰，腥臭味甚者，可合犀黄丸以解毒化瘀。咯痰黄稠，酌配桑白皮、瓜蒌、射干、海

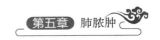

蛤壳以清化痰热。痰浊阻肺，咳而喘满，咯痰浓浊量多，不得平卧者，加葶苈子以泻肺排浊。胸满作痛，转侧不利者，加浙贝母、乳香、没药散结消痈。

13 肺痈病溃脓期的证候有哪些

溃脓期可见突然咯吐大量血痰，或痰如米粥，腥臭异常，时有咯血，胸中烦满而痛，甚则气喘不能平卧，仍身热面赤，烦渴喜饮，舌质红，苔黄腻，脉滑数或数实。

14 肺痈病溃脓期如何中医治疗

溃脓期中医治疗以排脓解毒为主。方药采用加味桔梗汤加减。方中桔梗宣肺祛痰，排脓散结，为本方排脓之主药，用量宜大；薏苡仁、贝母、橘红化痰散结排脓；金银花、甘草清热解毒；葶苈子泻肺除壅；白及凉血止血。另可加黄芩、鱼腥草、野荞麦根、败酱草、蒲公英等清肺解毒排脓。咯血酌加牡丹皮、栀子、蒲黄、藕节、三七等凉血化瘀止血。痈脓排泄不畅，脓液量少难出者，配穿山甲片、皂角刺以溃痈排脓，但咯血者禁用。气虚无力排脓者，加生黄芪益气托毒排脓。津伤明显，口干舌燥者，可加玄参、麦冬、天花粉以养阴生津。

15 肺痈病恢复期的证候有哪些

恢复期可见身热渐退，咳嗽减轻，咯吐脓血渐少，臭味亦减，痰液转为清稀，或见胸胁隐痛，难以久卧，气短乏力，自汗，盗汗，低热，午后潮热，心烦，口干咽燥，面色不华，形瘦神疲，舌质红或淡红，苔薄，脉细或细数无力。

16 肺痈病恢复期如何中医治疗

恢复期中医治疗以益气养阴清肺为主。方药采用沙参清肺汤合竹叶石膏汤加减。方中黄芪、太子参、粳米、北沙参、麦冬等益气养阴；石膏清肺泄热；桔梗、薏苡仁、冬瓜仁、半夏等排脓祛痰消痈；白及、合欢皮止血祛腐生肌。低热可酌加功劳叶、地骨皮、白薇以清虚热。若脾虚食少便溏者，加白术、茯苓、山药补益脾气，培土生金。若邪恋正虚，咳嗽，咯吐脓血痰日久不净，或痰液一度清稀而复转臭浊，病情时轻时重，反复迁延不愈，当扶正祛邪，益气养阴。

17 小儿肺脓肿如何中医辨治

小儿肺脓肿多因表证未解，入里化热，灼伤肺金，肺的肃降功能失常所致。

（1）热毒炽盛

可见患儿发热怕冷，咳吐脓痰带腥臭，脉数有力，舌质红绛，舌苔腻或黄垢。治以清肺解毒，除痰排脓。药用冬瓜仁10克，桃仁6克，浙贝母10克，薏苡仁12克，桔梗6克，金银花10克，芦根30克，生甘草3克。方中桔梗、浙贝母可泻肺排脓；薏苡仁、冬瓜仁消肿排脓；金银花、桃仁清热解毒活血；芦根、甘草宣肺散邪。

（2）邪减体弱

可见身热渐退，咳嗽亦轻，仍有轻微胸痛，自觉肢倦、乏力，痰较少，但仍微有腥臭味。此时用滋阴清热，肃肺祛痰药。药用北沙参10克，白及6克，阿胶珠6克，麦冬12克，法半夏5克，白芍6克，生地黄10克，桑白皮6克。方中用阿胶、沙参、法半夏既能补肺气，又能清痰肃肺；白及、白芍有补益肺络之功；麦冬、桑白皮、生地黄可滋润肺阴，又可化痰生液。若有阴虚低热者可加用青蒿、玉竹、银柴胡；如咳嗽重者，可加百合、橘红、瓜蒌、黄芩；如果热毒较重加金银花、蒲公英、连翘。

18 肺痈中医变证有哪些

多见六种变证：痰邪壅肺证、顽痰胶固证、肺热肠燥证、气阴亏虚证、热陷心营证、正虚阳脱证。

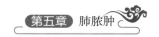

19 如何辨治痰邪壅肺变证

痰邪壅肺变证，症见肺痈病表邪已解，出现咳逆上气，喘鸣，不能平卧，胸满痛，脉滑证实者，可用葶苈大枣泻肺汤，以泻肺内壅滞痰涎。

20 如何辨治顽痰胶固变证

顽痰胶固变证，症见肺痈病已成，咳逆吐浊，胶痰稠黏不易咯出，但坐不得眠者，可用皂荚、石菖蒲、胆南星等药以除其顽痰。

21 如何辨治肺热肠燥变证

肺热肠燥变证，因肺与大肠相表里，不但肺热可下移大肠，而大肠之热亦可上移于肺。故往往肺越热，肠越燥，痰越黏臭，此时用泻肺通肠法，使大便通利，肺热可以下降，脓痰渐渐减少，病势易于好转。

22 如何辨治气阴亏虚变证

气阴亏虚变证，症见脓腥臭痰已除，血少痰少，而咳嗽未已，应投益气养阴之药，如人参、麦冬、五味子、生地黄、沙参等。水煎服。

23 如何辨治热陷心营变证

热陷心营变证，症见持续高热，咳嗽胸痛，咯血痰或脓臭痰，干呕，口燥不欲饮水，喉中痰声，心烦易怒，神志模糊不清或时时谵语，手足抽搐，面潮红，舌苔干黑芒刺，脉沉弦数。可用水牛角粉、牡丹皮、赤芍、生地黄，以清营降火，化痰开窍。如喉中有痰声，加牛黄清心丸2粒，分两次服，以清热化痰。

24 如何辨治正虚阳脱变证

正虚阳脱变证，症见呼吸短促，喉中痰鸣，面色苍白，口唇发绀，指甲青紫，神识昏迷，四肢厥逆冷汗出，舌边青紫、瘀斑，脉沉细弱。此时急当

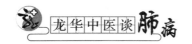

益气固脱，回阳救逆。药用人参、五味子、麦冬、干姜、炙甘草、附子、煅龙骨、煅牡蛎等。

25 肺痈病溃脓期如何中医食疗

（1）芦根蕺菜饮（《颜氏验方》）

原料：新鲜芦根、新鲜鱼腥草（各）120克。

制作与服法：先将芦根、鱼腥草洗净切碎，取芦根加水适量先煎15分钟，再加入鱼腥草，煮约5分钟，去渣。代茶频饮。

按语：蕺菜，一名鱼腥草，名载《名医别录》。唐代医家苏颂说："生湿地，山谷阴处亦能蔓生，叶如荞麦而肥，茎紫赤色，江左人好生食，关中谓之菹菜，叶有腥气，故俗称鱼腥草。"民间用其治疗肺脓疡、痈疖等化脓性炎症有效，配以鲜芦根同用，则清肺化脓作用更显。

（2）清拌马齿苋（《食疗简便方》）

原料：鲜嫩马齿苋120克，麻油、酱油、味精各适量。

制作与服法：先将马齿苋洗净，在沸水中烫熟，取出切碎，加麻油、酱油、味精拌匀。佐餐食之。

按语：马齿苋，《本草纲目》列入菜部，叶状如马齿，故取其名。路边园野均有，茎叶嫩时可以煮食充饥。李时珍谓其能"散血消肿，利肠滑胎，解毒通淋，治产后虚汗"。能消痈肿，故善治肺痈病。惟多食易引起泄泻、滑胎，故脾胃虚弱及孕妇慎用。

（3）冬瓜粥（《粥谱》）

原料：新鲜连皮冬瓜100克（或冬瓜子15克），粳米60克。

制作与服法：先将冬瓜洗净，切成小块，与粳米一起加水适量，煎煮成粥，或用冬瓜子煎水，去渣，加入粳米煮粥。稍温即服。

按语：古籍《备急千金要方》载有千金苇茎汤，为治肺痈病名方，由芦根、冬瓜子、薏苡仁、桃仁组成。方中冬瓜子即冬瓜之子，冬瓜及冬瓜子味甘性寒，善消热毒痈肿，能治肺脓疡，久服尚能令人颜色悦泽。

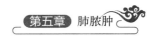

（4）醋大蒜（《颜氏验方》）

原料：紫皮大蒜 10 克，醋 120 克。

制作与服法：先将大蒜去皮捣烂，加醋煎煮取汁。饭后一次服完。

按语：大蒜善杀菌消毒；醋能消散痈肿，去瘀生新。两者相制，可作为治疗肺脓疡的辅助方法，惟醋对胃黏膜有刺激，故宜饭后食用。

（5）黄鳝汤（《颜氏验方》）

原料：黄鳝 3 条，棕树根 60 克，皂角刺、地丁草各 30 克，大蒜 60 克。

制作与服法：先将黄鳝切去尾巴，放入砂锅内，加冷水任其游动，开小火煮至黄鳝肉烂时，加入棕树根、皂角刺，煮一二沸，再加大蒜、地丁草，煮至大蒜熟烂。取汁饮服。

按语：黄鳝可食，亦作药用。《名医别录》列为上品，性味甘，大温，功能补中益血，疗虚损，与棕树根、皂角刺、地丁草等清热排脓药同煮，扶正而祛邪。适用于肺脓疡日久不愈，身体虚弱者。

26 肺痈病恢复期如何中医食疗

（1）煲猪肺（《颜氏验方》）

原料：猪肺 1 个，生薏苡仁 120 克，酱油适量。

制作与服法：先将猪肺洗净切块，与生薏苡仁一起加水适量煲熟。佐餐食用。可以蘸酱油吃，但不宜用盐。

按语：猪肺味甘性微寒，清补肺脏，多用于肺脏因热邪而致的肺痈病，久咳不止等。民间用猪肺治肺痈均配以排脓之中药同煮，或佐以青萝卜，或加以苍耳草、山楂、诃子等，其效也佳。

（2）南瓜炖牛肉（《岭南草药志》）

原料：南瓜 500 克，精瘦牛肉 250 克，生姜 25 克，食盐、味精各适量。

制作与服法：先将南瓜去皮切块备用，取牛肉、生姜洗净切片，加水适量，清炖至八成熟，加入南瓜同炖熟烂，再加食盐、味精调味。分顿佐餐食之。

按语：牛肉甘温，专补脾胃之气，而人之气血津液皆由脾胃化生，补脾

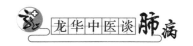

胃则能益五脏，养精血，增强体质。故古人有"牛肉补气，功同黄芪"之说。

（3）金鲤汤（《医宗金鉴》）

原料：金色活鲤鱼1尾（约120克重），川贝母6克，童便适量。

制作与服法：先将鲤鱼连鳞剖去肚肠，将贝母研成细粉掺在鱼肚内用线扎之，取童子（吃奶的孩子）便半大碗，将鱼浸童便内，小火炖煮，鱼眼突出为度，少顷取出，去骨，取肉浸入童便内炖熟。肉与童便一日分2～3次服完。

按语：鲤鱼有赤鲤、黄鲤、白鲤等品种，性能相似。《神农本草经》列之为上品，功擅补气健脾，配以童便清热解毒，乃固本清源之法。

（4）地骨皮煮猪蹄（《颜氏验方》）

原料：地骨皮120克，猪蹄1只。

制作与服法：先将地骨皮洗净切碎，与猪蹄一起加水适量，煎煮至猪蹄肉烂为度。吃肉喝汤。

按语：猪蹄味咸性微寒，通经络而能下乳汁，解热毒而能治痈肿。民间用猪蹄汤外洗痈疽、疮及顽固性疮口不愈合者极为有效，内服也有类似作用。地骨皮是枸杞子之根皮，善清肺热，与猪蹄同煮有协同效果。

🏵 肺痈病的转归与预后如何判定

肺痈病的转归与预后，与热毒的轻重、体质的强弱、诊治是否及时得当等因素有关。凡能早期确诊，及时治疗，在初期即可截断病势的发展不致酿成肺痈病；若在成痈初期得到有力地清解消散，则病情较轻，疗程较短；凡老人、儿童、体弱和饮酒成癖者患本病，因正气虚弱或肺有郁热，须防其病情迁延不愈或发生变证。一般情况下，本病是按照初期、成痈期、溃脓期和恢复期的病势发展规律进行转归，溃脓期是病情顺逆的转折期，其关键在于脓液能否通畅排出。凡脓得畅泄，脓血稀而渐少，臭味转淡，胸胁痛渐减，坐卧如常，身热随脓泄而降，溃后精神渐振，食欲增加，脉象渐静，病势为顺；脓血排泄不畅，臭味如败卵，腥臭异常，气喘鼻扇，胸痛不减，坐卧不安，声音嘶哑，身热不退，饮食少进，精神疲乏，脉短涩或弦急，病势为逆。

溃脓阶段若发生大量咯血，应警惕血块阻塞气道，或气随血脱的危象，发生时当按照"血证"治疗，采取相应的急救措施。如脓溃后流入胸腔，是为恶候。此外，如迁延转为慢性，有手术指征者，可请外科处理。

28 肺痈病如何预防

平素体虚或有其他慢性疾患者，肺卫不固，易感外邪，当注意寒温适度，起居有节，以防受邪致病；禁烟酒及辛辣刺激食物，以免燥热伤肺。一旦发病，则当及早治疗，力求在未成痈前根除，或减轻病情。

29 肺痈病如何调摄

应做到安静卧床休息，每天观察体温、脉象的变化，观察痰与脓的色、质、量、味的改变。注意室温的调节，做好防寒保暖，以防复感。在溃脓期可根据肺部病位，予以体位引流，如见大量咯血，应警惕血块阻塞气道。

30 肺痈病的饮食宜忌原则有哪些

由于肺痈病多属肺热内蒸所致，故其饮食宜忌原则为宜吃清淡性寒、清肺化痰的食品，宜吃清淡蔬菜和新鲜水果；忌吃温热性食物，忌吃荤腥滋腻或温补性食物，忌吃煎炸爆炒的食物等。

31 清肺化痰的食物有哪些

（1）柿子：中医认为，柿子性寒味甘微涩，归肺、脾、胃、大肠经，具有润肺化痰、清热生津、涩肠止痢、健脾益胃、生津润肠、凉血止血等多种功效。对于秋燥咳嗽有痰的人来说，吃点柿子能有效润肺化痰。

（2）银耳：银耳含多种氨基酸。银耳性平无毒，既有补脾开胃的功效，又有益气清肠的作用，还可以滋阴润肺。另外，银耳还能增强人体免疫力，以及增强肿瘤患者对放、化疗的耐受力。可以在煮粥、炖猪肉时放一些银耳，这样既可以享受美食，又能滋补身体。秋天多吃冰糖银耳羹，有清热润肺之效。

（3）豆浆：中医认为豆浆有利水、润燥、清肺化痰效果。

（4）罗汉果：罗汉果被人们誉为"神仙果"，具有清热解毒、化痰止咳，养声润肺的功效。可治疗风热袭肺引起的声音嘶哑、咳嗽不爽、咽痛等症。可用于肺火燥咳、咽痛失音、肠燥便秘等症状。

（5）白萝卜：中医认为白萝卜色白属金，对应五脏中的肺，其性甘平味辛，归肺脾经，具有下气、消食、润肺、解毒生津，利尿通便的功效，主治肺痿、肺热、便秘、吐血、气胀、食滞、消化不良、痰多、大小便不通畅等。白萝卜性平，对脾肺皆有好处。可以煮水，吃萝卜，配合白糖、姜丝可治寒咳；配合菊花、金银花可治热咳；配合银耳、百合可治燥咳；配合山楂、麦芽可治积食咳嗽。

（6）薄荷：薄荷味辛性凉，善于疏散外感风热。《滇南本草》中说它"治伤风咳嗽"，实为风热咳嗽。《简便单方》中也介绍单用薄荷能"清上化痰，利咽膈，治风热"。故凡风热感冒咳嗽或肺热咳嗽之人，以薄荷代茶饮颇宜。取薄荷 9 克，生甘草 3 克，白糖适量。将甘草洗净，放入砂锅中，加水 500 毫升，煎沸 10 分钟，再将洗净的薄荷加入，煮沸片刻，去渣取汁，加入白糖搅匀，晾凉后饮用。

（7）陈皮：陈皮性温，味辛、苦，入脾经、胃经、肺经，可理气健脾，燥湿化痰，临床使用陈皮多治痰湿不化、胸膈满闷、咳喘痰多、痰白黏稠。

（8）梨：梨味甘性凉、微酸，具有清热生津、润肺化痰的功效。生食梨有清热解毒、生津润燥、清心降火作用；煎水或加蜜熬膏，有清热润肺、化痰止咳的作用。若与荸荠、蜂蜜、甘蔗等榨汁同服，效果更佳。

（9）荸荠：荸荠，又称马蹄。可生食，也可煮熟吃或当菜肴。有清热化痰、生津开胃、明目清音、消食醒酒等功效。

（10）豆腐：豆腐有清热润燥、止咳化痰的作用。凡咳嗽属于风热或肺热者尤宜。

32 肺痈病中医药治疗优势有哪些

临床研究证实，中医药治疗肺痈病有较大优势。肺脓疡的治疗，西医抗生素在控制急性炎症的作用方面比较强，能使体温较快地下降，全身中毒情况有所改善，但抗生素不具有祛痰排脓的作用。中药除了能控制急性炎症外，同时还有祛痰排脓的作用，能促使肺部脓腔内的脓痰很快地排出，而使空洞早期闭合，并能改善神疲纳呆、夜寐汗出及一般虚弱情况。

33 肺痈病会出现咯血吗

约 1/3 肺痈病患者有不同程度的咯血，但咯血不一定都是肺脓肿引起的。

34 哪些中药有止血作用

常用的止血中药有白及、藕节、仙鹤草、茜草、侧柏叶等，具有凉血止血功效。

35 肺痈病会引起胸痛吗

肺脓肿累及胸膜会出现胸痛，但胸痛不一定是肺脓肿引起的。

36 肺痈病胸痛可以用哪些中药缓解

常用的中药有川楝子、延胡索、郁金、八月札、川芎、五灵脂等，具有理气活血止痛功效。

37 肺痈病患者的痰有何特点

多数肺痈病患者痰有臭味，为脓臭痰。痰可呈脓性、黄绿色，可夹血。放置一段时间后，痰液分为 3 层，上层为白色泡沫，中层为黏液，下层为脓渣样物质。

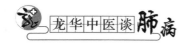

38 哪些情况容易诱发肺痈形成

口腔手术、昏迷、呕吐异物吸入都会导致肺痈形成。

39 肺痈病与肺痨病有何不同

肺痨病，相当于肺结核，起病缓慢、病程长，有长期咳嗽、午后低热、乏力盗汗、食欲减退或有反复咯血，痰中可找到结核杆菌，有一定传染性。

40 肺痈病患者如何做体位引流排痰

体位引流采取臀高头低位，空心掌轻拍病灶所对应的背部，这样脓痰就容易排出体外，每日 2～3 次，每次 10～15 分钟。

41 肺痈患者可以服用镇咳止咳药吗

原则上肺痈病治疗关键是促进痰液引流通畅，不推荐服用镇咳止咳药，以避免"闭门留寇"。

42 肺痈病患者可以服用哪些中成药促进排痰

可选用鲜竹沥口服液、贝羚胶囊、金荞麦片等具有清肺化痰功效的中成药。

43 肺痈病患者能服用温肺化痰的中成药吗

由于肺痈病为痰热蕴肺所致，若服用温肺化痰的中成药，不仅不能起到治疗作用，反而会加重病情，诱发咯血。

44 肺痈病经治疗能痊愈吗

急性肺痈病通过及时有效抗生素治疗，一般能充分吸收痊愈。慢性肺痈病如病情迁延反复发作，可通过手术治疗。

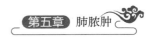

45 肺痈病什么情况下要手术治疗

慢性肺痈经内科治疗 3 个月，脓腔仍不缩小，感染不能控制，或并发支气管扩张、脓胸、支气管胸膜瘘，大咯血危及生命，需要进行外科手术治疗。

46 哪些食物适合肺痈病患者

滋阴润肺的食物适合肺痈病患者平常食疗，如生梨、银耳、豆腐、白萝卜、薄荷、荸荠等。

47 哪些食物不适合肺痈病患者

肺痈病患者饮食宜清淡，肥甘厚腻、辛辣燥热食物如烧烤、火锅、干果瓜子、甜食等不适合患者。

48 食用大蒜对治疗肺痈有帮助吗

大蒜挥发油含有大蒜辣素，有明显的抗炎杀菌作用。对于肺痈病患者，应用抗生素治疗是主要措施，早期应避免辛辣刺激性食物，待病情稳定，症状控制后，可适当食用大蒜，起到辅助杀菌作用。

49 肺痈病患者如何掌握劳逸结合

在肺痈病急性期，患者的一般状况比较差，必须充分休息。经治疗后一般情况恢复，可从事日常活动，但仍应避免过度劳累。

50 消渴病患者得了肺痈病，如何治疗

消渴病，相当于现代的糖尿病，若合并肺痈，在治疗上应该两病兼治，且必须重视消渴病的控制，控制饮食，控制好血糖水平，否则将会影响肺痈病的治疗。

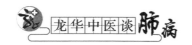

51 肺痈病患者会出现心理状态改变吗

肺痈病患者患病之后，可能会产生如抑郁、焦虑等一些负性情感心理状态改变，容易引起自主神经系统内分泌功能紊乱，加重病情。

52 如何改善肺痈病患者的焦虑抑郁状态

可以运用中成药逍遥丸、柴胡疏肝颗粒来疏肝解郁，辅以日光浴、音乐疗法等心理治疗，来改善患者的焦虑抑郁状态。

53 肺痈病有传染性吗

肺痈病一般不具有传染性，西医病原体研究认为导致本病的常见病原菌为链球菌、葡萄球菌、肺炎球菌、厌氧菌等，不包括结核杆菌。

54 如何预防中风昏迷患者并发肺痈病

对于中风昏迷患者，要特别做好护理，及时清理口腔内分泌物，防止误吸，预防肺部感染，避免肺痈病发生。

55 肺痈病愈后会影响肺功能吗

局限性的肺痈病，治愈后对肺功能影响不大。若转为慢性肺痈病，由于肺脏炎症坏死组织残留在脓腔内，炎症持续存在，会影响到患者的肺功能。

56 平素体质差，经常感冒、发热咳嗽、痰多，是不是肺痈病的表现

经常感冒、发热咳嗽、痰多，多为呼吸道感染，但肺痈病的确诊，还是要靠影像学检查。

57 肺痈病的影像学表现如何

胸部 CT 较常规 X 线胸片更能准确反映疾病的定位及病灶范围。胸部 CT

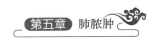

扫描提示多有浓密球形病灶，其中有液化或呈类圆形的厚壁脓腔，脓腔内有液平出现。

58 肺痈病中医调理要多久

肺痈病的中医调理疗程一般要 3 ～ 6 个月，因人而异。

59 肺痈病治愈后中医如何调理

肺痈病临床治愈后，患者往往多见肺气亏虚或肺脏气阴两虚表现，中医调理可以着重补益肺气、益气养阴。可以服用玉屏风散、利肺片、百令胶囊、润肺膏、参贝北瓜膏等中成药。

60 玉屏风散适合肺痈病哪个阶段服用？如何服用

玉屏风散有益气固表功效，适合肺痈病恢复期阶段，症见气短乏力、自汗、畏风等肺气亏虚表现的患者。1 天 3 次，每次 1 袋，冲服。服用一到两个月，可以明显改善患者的肺气虚弱体质。

61 利肺片适合肺痈病哪个阶段服用？有何功效？如何服用

利肺片有补肺、止咳化痰、止血功效，适合肺痈病恢复期阶段，症见少量咯血或痰中带血，1 天 3 次，每次 2 片，口服。

62 百令胶囊适合肺痈病哪个阶段服用？有何功效？如何服用

百令胶囊有效成分为发酵的冬虫夏草菌粉，有补肺肾、填精气功效，适合恢复期阶段服用，能够提高机体免疫力，一天 3 次，每次 5 粒，口服。

63 润肺膏适合肺痈病哪个阶段服用？有何功效？如何服用

润肺膏有止咳化痰、润肺止咳功效，适用于肺痈病后期出现肺气虚弱、胸闷不畅、久咳、气喘自汗表现的人群。一天 3 次，每次 15 克，温水冲服。

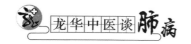

64 参贝北瓜膏适合肺痈病哪个阶段服用？如何服用

参贝北瓜膏有润肺止咳、补中益气功效，适用于肺痈病恢复期症见肺虚咳嗽、痰多津少的人群。1天3次，每次15克，温水冲服。

65 肺痈病恢复期适合冬病夏治吗

以穴位敷贴、穴位注射为代表的"冬病夏治"特色中医治疗技术，适合体质为肺气虚寒、阳气亏虚型的慢性咳痰喘人群。肺痈病恢复期多见气阴两虚，不适宜做"冬病夏治"特色中医治疗。

66 肺痈病患者适合拔火罐吗

不适合，会引起咯血等不良反应。

67 肺痈病患者适合进补冬虫夏草吗

不适合，冬虫夏草性味甘温，归肺、肾经。其功效为补肺益肾、化痰平喘，盲目进补冬虫夏草，容易助生温热病，可能会出现上火症状。

68 肺痈病患者适合进补蝉花虫草吗

蝉花虫草味甘，性寒，滋补而不腻，适合肺痈病恢复阶段服用。

69 肺痈病患者适合服用白萝卜吗

适合，白萝卜具有清肺化痰、润肺化痰功效，可以常吃，尤其适合伴有便秘的肺痈病患者，既能改善肺部症状，又能缓解便秘。

70 肺痈病患者要戒烟吗

一定要戒烟。中医认为肺为娇脏，长期吸烟，烟热火毒熏蒸肺脏，是导致肺脏百病丛生的主要根源，所以肺痈病患者务必戒烟，即使治愈，也决不能吸烟。

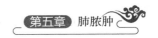

71 长期吸入二手烟会对肺痈病有影响吗

肯定有影响，肺为娇脏，吸清呼浊，长期在二手烟的环境中，肺脏不能正常行使吸清呼浊的功能，会导致肺痈病病程迁延，产生变证。

72 大气污染会对肺痈病有影响吗

有影响，肺痈病患者，不管在哪一个病程阶段，要尽量避免长时间暴露在大气污染环境中，出行要戴口罩，多喝水，家中要配置空气净化器。

73 肺痈病急性期能服用哪些中成药

急性期服用清肺化痰功效的中成药如金荞麦片、鱼腥草片、冬凌草片、贝羚胶囊等。

74 糖尿病患者得了肺痈病，血糖控制不佳，对肺痈病治疗会有影响吗

因为有基础疾病糖尿病，如果血糖控制不理想，对肺痈病这一化脓性肺部感染疾病控制是不利的，所以一定要积极控制血糖。

75 肺痈病初期可以有哪些食疗

初期宜选用清肺解表的食疗方，如芦根枇杷竹叶茶、甘蔗马蹄饮等。

76 肺痈病成痈期可以有哪些食疗

成痈期宜选用清肺化瘀消痈的食疗方，如蒲公英粥、鱼腥草煲猪肺等。

77 肺痈病溃脓期可以有哪些食疗

溃脓期宜选食排脓解毒的食疗方，如薏苡仁粥、芦根茶、卤汁煮豆腐、竹沥鲤鱼汤等。

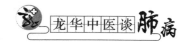

78 肺痈病恢复期可以有哪些食疗

恢复期宜用养阴补肺的食疗方，如银耳鸽蛋羹、百合枇杷羹等。

79 肺痈病相当于西医哪些疾病

中医所说的肺痈病，大体相当于西医所说的肺脓肿，以及化脓性肺炎、肺坏疽以及支气管扩张、肺结核空洞等伴随化脓性感染的肺部疾病。

80 肺痈病患者排出的脓痰如何处理

排出的痰液可以用 84 消毒液消毒后倾倒，痰具要经常消毒。

81 肺痈病对肺功能会有影响吗

肺功能会受到影响，一般表现为限制性通气功能障碍，与肺痈病灶大小有很大关联性。病灶范围大，限制性通气明显，可有不同程度的气短表现。

82 肺痈病对心功能会有影响吗

对青年或无基础心脏疾病的患者，一般不会有心功能影响。老年或原有基础心脏疾病、心功能不全的患者，若本病控制不佳，引起持续限制性通气功能障碍，导致低氧血症，会加重心功能不全。

83 肺痈病恢复期可以做哪些康复锻炼

恢复期康复锻炼以节奏缓慢温和为主，不适宜剧烈锻炼。可以做太极拳、邵氏保肺功、散步等。

84 肺痈病患者生活起居要隔离吗

本病细菌学检测结果若不是传染性病原体如结核抗酸杆菌，对患者的生活起居可以不做特殊隔离。

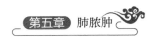

85 肺痈病患者能常喝菊花茶吗

菊花，味辛、甘、苦，性微寒。归肺、肝经。本病宜选用黄菊花、野菊花，均有疏散风热、清热解毒功效。黄菊花以疏散风热为主，野菊花以清热解毒为主。

86 小儿肺痈有哪些食疗方

（1）金鲤汤：活鲤鱼1尾（约250克）连鳞剖腹去杂，勿经水，川贝6克研细后纳入鱼腹，用线扎牢后浸入半碗童便中，隔水炖鱼，至鱼眼突起，少顷将鱼取出，剔除鱼鳞及鱼骨，取净鱼肉，再浸于童便中，置锅内炖熟，分2～3次食肉饮汤，1日内食完。主治小儿肺脓肿，症见咳痰浊腐，烦满口渴。

（2）荷叶石膏花粉粥：鲜荷叶1张（或荷蒂50克）切碎，与天花粉30克同水煎20分钟，再入石膏15～30克同煎10分钟，去渣取汁，入粳米50克熬粥，早、晚温食。功能清热解毒，主治小儿肺脓肿，症见高热，烦渴，咳吐腐浊脓痰。

87 肺痈病患者咯出的痰为何有腥臭味

肺痈病病原体若为厌氧菌，排出的脓痰可有腥臭味。

88 肺痈病患者不能吃哪些日常食物

忌食发物。如鱼、虾、葱、蒜、辣椒、生姜、羊肉、狗肉、鹅肉、猪头肉等。

89 肺痈病患者如何针灸治疗

（1）针刺疗法

取穴：大椎、肺俞、尺泽、合谷。咳嗽胸痛者加刺太渊、膻中；痰多加丰隆。留针20分钟。

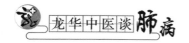

（2）穴位注射疗法

取穴：肺俞、中府、孔最、丰隆、大椎。每次取 3～4 个穴位，每个穴位注入 5% 黄芩注射液 0.5～1.0 毫升或双黄连注射液 0.5～1.0 毫升。

90 肺痈病患者可以做熏蒸治疗吗

可以。黄柏 200 克，防风 25 克，黄芩 200 克，金银花 200 克，加水 2000 毫升煎成 1500 毫升，取药液蒸气熏治腋下淋巴结区，每次 30～40 分钟。同时，配合蒸气吸入 10 分钟，每日 2 次。

91 肺痈病患者咯脓血痰，如何服用鱼腥草

鱼腥草 250～1000 克（干品用 30～60 克）。若为鲜品则捣汁饮，干品则煎汁饮用，频服。

92 慢性肺痈病可以用托补法治疗吗

慢性肺痈病可适当托补：①生黄芪 20 克，当归 10 克，生薏苡仁 30 克，败酱草 30 克，桔梗 6 克，甘草 6 克，水煎，日二服。②白及 240 克，浙贝母、川百合各 90 克，炙黄芪、太子参各 60 克，共研细末加白糖和匀调服，1 日 3 次，每次 10 克。

93 肺痈病治疗为啥要保持大便通畅

中医认为，"肺与大肠相表里"，大便通畅利于肺的功能恢复。同时，通过大便可以排出细菌代谢产物及毒素。

94 肺痈病好发人群的特点是什么

本病多发生于壮年人，一般男多于女。

95 肺痈病后期，症见体温平，脓痰减少，如何食疗

这是肺痈病恢复期的表现，推荐枇杷粳米粥。鲜枇杷叶 30～60 克

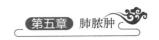

（或干品 10～15 克），粳米 30～60 克，冰糖少许。先将枇杷叶刷去背面绒毛，切细，煎煮取汁，去渣，以汁入粳米煮粥，粥成后加入冰糖。温服，每日 2 次。

96 肺痈病调养为何要保持心平气和

对于慢性肺脓肿患者，因病情反复，病程较长，加之经常低烧、食欲不佳、消瘦乏力，所以会烦躁或对治疗失去信心与耐心。如果这样，只会使病情加重。因为中医认为肺痈吐脓日久，气血暗耗，若再情绪急躁，肝郁不舒，肝克脾土，会进一步耗伤气血。故患者应抱着"既认真对待疾病，又不过分看重疾病"的态度，心平气和，以静养气。同时要有战胜疾病的信心，积极配合医生治疗。

97 金荞麦如何煎煮服用

金荞麦根茎，洗净晒干，去根须，切碎，以瓦罐盛干药 250 克，加清水或黄酒 1250 毫升，罐口用竹箬密封，隔水文火蒸煮 3 小时，最后得净汁约 1000 毫升（25%）备用。成人每次服 30～40 毫升，1 日 3 次，儿童酌减。

98 慢性肺痈病患者，咯吐脓血，形体消瘦，心烦盗汗，可以服用哪些食疗方

（1）糯米阿胶粥：阿胶 30 克，糯米 100 克，红糖少许。先用糯米煮粥，待粥将熟时，放入捣碎的阿胶，边煮边搅匀，稍煮二三沸，加入红糖即可食用。有益肺气、滋阴血的作用。

（2）沙参玉竹炖老鸭汤：沙参 30～50 克，玉竹 30～50 克，老鸭 1 只。将沙参、玉竹洗净，老鸭去毛和内脏洗净，共入砂锅内用文火焖煮 1 小时以上，待鸭肉熟时，适当调味食用。有养阴补虚的作用。

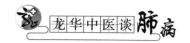

99 肺痈病急性期治疗名方 "千金苇茎汤" 有哪些中药

苇茎 30 ～ 60 克（鲜品可多用至 120 克）、桃仁 10 克，薏苡仁 30 克，冬瓜仁 30 克，水煎，日二服。

100 肺痈病患者能吃绿豆吗

可以。绿豆性凉，味甘，有清热解毒、降火清痰作用。

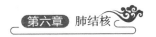

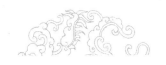

第六章 肺结核

1 中医如何认识肺结核

肺结核是具有传染性的慢性虚损疾患，主要以咳嗽、咯血、潮热、盗汗及身体逐渐消瘦为其主要特征。中医命名为"肺痨"。

2 肺结核有传染性吗

开放式的继发性肺结核具有传染性。

3 肺结核的传播途径有哪些

主要通过呼吸道传播，消化道、皮肤、胎盘传播少见。

4 肺结核呼吸道传播是如何进行的

肺结核患者可以通过咳嗽排出含结核菌微滴的飞沫，所以飞沫传播是呼吸道传播的重要途径。

5 中医如何认识肺结核的病因

病因有内外，在内为内伤体虚，气血不足，阴精耗损；在外为外感"痨虫"。正气虚弱与外感"痨虫"则互为因果，凡先天禀赋不强，后天嗜欲无

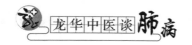

节，如酒色过度、青年早婚、忧思劳倦，或大病久病失于调治等，耗伤气血津液，正气先虚，皆可致"痨虫"乘虚而入。

⑥ 肺结核只是肺部有病变吗

本病病变部位主要在肺。在疾病发展过程中，与脾肾两脏关系密切，也可涉及心、肝，甚至传遍五脏，故有"其邪辗转，乘于五脏"之说。

⑦ 肺结核为何多见阴虚表现

初起肺体受损，肺阴受耗，肺失滋润，表现肺阴亏损之候，继则肺肾同病，兼及心肝，而致阴虚火旺；或因肺脾同病，导致气阴两伤，后期肺脾肾三脏俱亏，阴损及阳，可趋于阴阳两虚的严重局面。

⑧ 肺结核的中医临床证候有哪些

临床以咳嗽、咳血、潮热、盗汗为主要症状，随病程进展逐渐出现消瘦、食欲不振、午后发热、两颧发红、口干多饮、盗汗、失眠、乏力气短等气阴两虚表现，后期因肺脾肾三脏受损，阴阳两虚，可见形寒肢冷、五更泄泻、男子滑精、女子经闭等症，以至出现危候。

⑨ 何谓潮热

中医所谓潮热是指午后起开始的低热，次日早晨以前热退体温平，是肺结核病最常见、最显著的发热特点。

⑩ 何谓盗汗

中医所谓盗汗是指入睡后出汗，醒后汗止，是结核菌毒素引起的症状之一。轻度盗汗仅在头颈部或腋部出汗，重度盗汗则为全身盗汗，甚至衣被均被汗湿。

⑪ 夜寐盗汗，起居如何调节

对于夜寐盗汗的患者，睡眠环境要安静舒适，睡衣、睡被要轻柔透气，经常更换。

12 夜寐盗汗引起的失眠，如何处理

睡前可以服用镇静催眠药物，安神的中成药如甜梦胶囊、乌灵胶囊、镇静泻火合剂（龙华医院院内制剂）等。

13 肺痨与虚劳有何不同

虚劳缘于内伤亏损，是多种慢性疾病虚损证候的总称，五脏并重，以肾为主，辨证以阴阳为纲；而肺痨病位在肺，以阴虚为主，后期可见阴阳俱损，五脏皆伤，亦可从虚劳重症辨证，肺痨具有传染性。

14 肺痨与肺痿有何不同

肺痿以肺叶萎弱不用，咳吐浊唾涎沫为主症，是肺部多种慢性疾患后期转归而成；肺痨以肺叶感染痨虫，咳嗽、咳血、潮热、盗汗为主症，肺痨后期可以转化成肺痿。

15 中医治疗肺结核的原则是什么

以补虚培元和治痨杀虫为原则。

16 肺结核中医辨证分几型

分为肺阴亏虚、阴虚火旺、气阴耗伤、阴阳两虚四个证型。

17 肺阴亏虚型肺结核如何辨治

证候：干咳，咳声短促，痰中时带血，如丝如点，色鲜红，午后手足心热，皮肤干灼，或有少量盗汗，口干咽燥，胸部隐隐闷痛，舌苔薄，舌边尖红，脉细或兼数。

治法：滋阴润肺。

方药：月华丸加减。方中沙参、麦冬、天冬、生地黄、熟地黄滋阴润

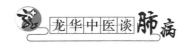

肺；百部、川贝润肺止咳兼能杀虫；阿胶、三七止血和营；茯苓、山药健脾补气。

　　加减：另可再加玉竹、百合等滋补肺阴，白及补肺生肌止血。若痰中带血丝可加仙鹤草、藕节、白茅根等和络止血。若低热可酌加银柴胡、功劳叶、地骨皮、青蒿等清热除蒸。

⑱ 阴虚火旺型肺结核如何辨治

　　证候：呛咳气急，痰少质黏，或吐黄稠量多之痰，时时咯血，血色鲜红，午后潮热、骨蒸，五心烦热，颧红，盗汗量多，口渴，心烦，失眠，性急善怒，胸胁痛，男子可见遗精，女子月经不调，形体日渐消瘦，舌质红绛而干，苔薄黄或剥，脉细数。

　　治法：滋阴降火。

　　方药：百合固金丸合秦艽鳖甲散加减。方中百合、麦冬、玄参、生地黄、熟地黄滋阴润肺生津；鳖甲、知母滋阴清热；秦艽、银柴胡、地骨皮、青蒿清热除蒸；川贝母、百合补肺止咳。

　　加减：另可加白及、百部补肺止血杀虫；龟甲、阿胶、五味子滋肾养阴。若咳嗽痰黏或色黄量多者酌加桑白皮、马兜铃、鱼腥草等清化痰热；咳血不止者可加牡丹皮、栀子、紫珠草、大黄炭等凉血止血；血出紫暗成块伴胸痛可加三七、血余炭、花蕊石、广郁金等化瘀和络止血；盗汗甚者可加乌梅、煅龙骨、瘪桃干、煅牡蛎、麻黄根、浮小麦等敛营止汗；失音或声音嘶哑可加凤凰衣、胡桃肉、白蜜以调肺肾，通声音。

⑲ 气阴耗伤型肺结核如何辨治

　　证候：咳嗽无力，气短声低，痰中偶或夹血，血色淡红，午后潮热，热势一般不剧，面色白，颧红，舌质嫩红，边有齿印，苔薄，脉细弱而数。

　　治法：益气养阴。

　　方药：保真汤加减。方中党参、太子参、黄芪、白术、茯苓、炙甘草补益肺脾之气；天冬、麦冬、生地黄、熟地黄、当归、白芍以育阴养荣，填补精血；地骨皮、黄柏、知母以滋阴退热。

加减：另可加白及、百部以补肺杀虫。咳嗽痰稀，可加紫菀、款冬花、苏子等温润止嗽；若有痰湿症状者，可配半夏、陈皮、茯苓；若咳血可酌加阿胶、仙鹤草、三七配合补气药共奏益气摄血之功；骨蒸盗汗者可加鳖甲、牡蛎、乌梅、银柴胡等补阴配阳，清热除蒸；若便溏、腹胀、食少等脾虚症状明显者，应酌加白扁豆、薏苡仁、莲肉等甘淡健脾之品，忌用地黄、麦冬、阿胶等滋腻之品。

20 阴阳两虚型肺结核如何辨治

证候：咳逆喘息少气，痰中或见夹血，血色暗淡，潮热，形寒自汗，盗汗，声嘶失音，面浮肢肿，心慌，唇紫，肢冷，五更腹泻，口舌生糜，大肉尽脱，男子滑精、阳痿，女子经少、经闭，舌光质红少津，或舌淡体胖边有齿痕，脉微细而数，或虚大无力。

治法：滋阴补阳。

方药：补天大造丸加减。方中人参、黄芪、山药补肺脾之气；枸杞子、龟甲育阴精；鹿角、紫河车助阳气；地黄滋肾阴。

加减：另可酌加麦冬、阿胶、五味子、当归、白芍滋养肺肾。若肾虚气逆喘息可配冬虫夏草、钟乳石等摄纳肾气；心慌可加紫石英、丹参合方中远志镇心宁神；若五更肾泻者则可加煨肉豆蔻、补骨脂。

21 月华丸由哪些药物组成

月华丸出自《医学心悟》，其组成包括：天冬 30 克，生地黄 30 克，麦冬 30 克，熟地黄 30 克，山药 30 克，百部 30 克，沙参 30 克，川贝母 30 克，阿胶 30 克，茯苓 15 克，獭肝 15 克，广三七 15 克，白菊花 60 克，桑叶 60 克。

22 百合固金汤由哪些药物组成

百合固金汤出自《慎斋遗书》，其组成包括：熟地黄 9 克，生地黄 9 克，当归身 9 克，白芍 3 克，甘草 3 克，桔梗 3 克，玄参 3 克，贝母 12 克，麦冬

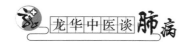

12 克，百合 12 克。

23 保真汤由哪些药物组成

保真汤出自《太平惠民和剂局方》，其组成包括：当归 9 克，人参 9 克，生地黄 9 克，熟地黄 9 克，白术 9 克，黄芪 9 克，赤茯苓 4.5 克，白茯苓 4.5 克，天冬 6 克，麦冬 6 克，赤芍 6 克，白芍 6 克，知母 6 克，黄柏 6 克，五味子 6 克，柴胡 6 克，地骨皮 6 克，甘草 4.5 克，陈皮 4.5 克，厚朴 4.5 克。

24 补天大造丸由哪些药物组成

补天大造丸出自《医学心悟》，其组成包括：紫河车 1 具，生地黄 45 克，麦冬 45 克，天冬 45 克，杜仲 45 克，熟地黄 60 克，牛膝 30 克，当归 30 克，小茴香 30 克，川黄柏 30 克，白术 30 克，枸杞子 21 克，五味子 21 克，陈皮 24 克，干姜 6 克，侧柏叶 60 克。

25 肺结核咯血患者适宜服用哪些中成药

（1）云南白药胶囊：每次 2 粒，每日 3 次，用于肺结核咯血。

（2）白及粉：每次 3 克，每日 3 次，治疗肺结核痰中带血。

26 肺结核咯痰患者适宜服用哪些中成药

（1）蛇胆川贝液：每次 1 支，每日 3 次，治疗肺结核兼有痰热咳嗽。

（2）猴枣散：每次 1 支，每日 2 次，治疗肺结核痰浊咳嗽者。

27 肺结核脏腑亏虚患者适宜服用哪些中成药

（1）润肺膏：每次 10～20 毫升，每日 2～3 次，开水冲服，用于肺结核肺阴不足咳嗽。

（2）生脉饮：每次 1～2 支，每日 3 次，用于肺结核肺阴不足咳嗽。

（3）利肺片：每次 2 片，每日 3 次，治疗肺结核气阴两虚兼有痰血。

（4）玉屏风口服液：每次 1 支，每日 3 次，治疗肺结核气虚自汗。

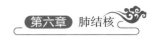

（5）六味地黄丸（浓缩丸）：每次8粒，每日3次，用于肺结核肾阴不足者。

（6）金水宝（人工虫草菌丝粉）：每次3粒，每日3次，用于肺结核肺肾两虚者。

28 肺结核患者应该注意的饮食原则有哪些

肺结核是一种慢性疾病，病程较长，应戒烟酒，饮食总体宜清淡，易消化，不宜肥腻，可多饮牛奶、食用鸡蛋等富含蛋白质的食物，不宜食用油炸、煎炒等燥热之品。

29 适宜肺阴亏虚型肺结核患者的食疗方有哪些

食疗以滋阴润肺为主，常用生梨、甘蔗、山药、薏苡仁、木耳、老鸭、猪肺、百合、麦冬、天冬、沙参、玉竹等。

（1）梨膏：鸭梨20个，去核，榨汁，兑入蜂蜜，小火熬成膏，每次20毫升，每日2次。

（2）蒜白粥：紫皮蒜20克，每瓣去皮，在沸水中煮2分钟后捞出。然后取大米50克，洗净放入煮蒜水中煮成稀粥，再将捞出之蒜放入粥中搅拌均匀。另加白及粉3克，与大蒜粥同服或食粥后再服。每日2次，早晚各1次，适用于肺结核干咳痰血者。大蒜虽属辛温食物，但据实验证明，大蒜具有较强的抑制结核杆菌的作用，故常用于肺结核食疗。

（3）枸杞叶茶：枸杞叶50克。煎汤代茶饮服。枸杞叶性平味甘，有补虚益精，清热止渴作用，适用于早期低热口干者。

（4）五汁饮：荸荠190克，梨100克，藕100克，鲜芦根50克，麦冬25克。共洗净绞碎取汁，饮服。有养阴生津，清热润肺作用。

30 适宜阴虚火旺型肺结核患者的食疗方有哪些

食疗宜滋阴降火，补肺益肾。常用于食疗的食物和药物有生地黄、百合、冬虫夏草、枸杞子、沙参、麦冬、玉竹、阿胶、黄芩、黄柏等。

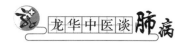

（1）百合粥：干百合 20 克，燕麦 50 克。两味如常法煮粥，分 2 次服用。适用于肺结核盗汗干咳者。

（2）蚕豆叶茶：新鲜蚕豆叶 250 克。洗净用清水煎汤取汁饮服。有止血作用，适用于肺结核咯血者。

（3）五汁膏：鲜藕（去节）、甘蔗（去皮）、鸭梨（去皮、核）、鲜怀山药、鲜百合各 500 克，霜柿饼 200 克，蜂蜜 200 克。藕、梨、甘蔗、山药、百合洗净后切碎榨汁。柿饼捣泥加入蜂蜜置锅内加热熔化，并加入五汁搅匀，煮沸后冷却收贮于瓶内。每服 1～2 匙，温开水送服。适用于肺结核骨蒸劳热、干咳咯血者。

（4）金针菜炖猪肉：金针菜 50 克，瘦猪肉 150 克。金针菜水发后洗净，肉洗净后切成块状。两味置锅内加水用文火炖酥，加入味精及盐等调料适量。金针菜又名黄花菜，有养血平肝、止血作用。本方适用于肺结核咯血低热、消瘦乏力者。

（5）龟甲丸：乌龟壳 250 克，置瓦片上煅烧存性，研成细末，用枣泥和丸。每服 6 克，每日 2 次，2 个月为 1 疗程。龟甲滋阴潜阳，补血止血，适用于肺结核空洞低热、咯血者。

31 适宜气阴两虚型肺结核患者的食疗方有哪些

食疗宜益气养阴，肺脾肾同补。常用山药、白扁豆、薏苡仁、核桃、小麦、百合、芡实、茭白、枸杞叶、大枣、人参、党参、黄芪、冬虫夏草、沙参、地黄、甘草等。

（1）山药百合汤：怀山药 50 克，百合 30 克，霜柿饼 30 克，三味置锅内加水煮熟后，随意服用。适用于肺结核低热、盗汗干咳、咯血者。

（2）虫草老鸭煲：老雄鸭 1 只，冬虫夏草 15 克，麦冬 30 克，陈皮 15 克，胡椒粉 1 克，葱 2 根，生姜 5 片。鸭去毛及内脏洗净，将虫草用温水浸发后洗净，同麦冬、陈皮一起纳入鸭腹中，用线系紧后置锅内，加入清水用武火煮沸，氽去血水，然后加入胡椒粉、葱、姜及适量黄酒，改为文火焖至鸭肉酥烂，再加入盐及味精适量即可。适用于肺结核干咳、气喘、盗汗消瘦、纳

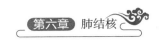

谷不佳者。

（3）黑鱼汤：活黑鱼1条，蒜20克。黑鱼去鳞及内脏，清水洗净，锅中清水先煮沸，再投入黑鱼及蒜，用文火煮2小时，再加入盐及味精等调料，佐餐用。适用于潮热盗汗，消瘦乏力者。

（4）蛤士蟆银耳羹：蛤士蟆油15克，银耳30克。两味先用冷水浸发2～4小时，然后洗净，置锅内加水适量，用文火煮2～3小时，以稠黏为度，加入冰糖适量，分2次服用。适用于肺结核盗汗、低热、咳嗽、咯血者。

（5）西米芡实大枣汤：西米50克，芡实50克，大枣10枚。三味洗净后同置锅中，加水用文火煮成稀粥状，加冰糖适量，分2次服用。适用于肺结核，久病消瘦、纳呆便溏者。

其他还有鸡蛋银耳羹、百合黄精粥、鱼腥草鸡蛋、胎盘鸡汤丸、蚤休煲猪肺、参白猪肺蒸银耳、参芪三七蒸猪肺、参术山药蒸牛肉、参菜百合蒸乌鸡等亦从前法而出，变换食物及药物的烹煮方式，达到辅助治疗的目的。

32 肺结核患者可以针灸辅助治疗吗

可以。针灸辅助治疗也是根据个体化辨证治疗。

33 肺阴亏损型肺结核患者如何针灸治疗

取穴：肺俞、尺泽、中府、膏肓。咯血配孔最、鱼际。膏肓穴用补法，其余各穴用平补平泻法。

34 阴虚火旺型肺结核患者如何针灸治疗

取穴：大椎、太溪、孔最、三阴交。经闭配血海，遗精滑泄配关元，心烦不寐配神门、复溜。大椎穴用泻法，其余各穴用平补平泻法。

35 气阴耗伤型肺结核患者如何针灸治疗

取穴：肺俞、脾俞、足三里、太溪。潮热配大椎、间使，盗汗配阴郄、后溪，便溏配天枢、气海。太溪穴用平补平泻法，其余各穴用补法。

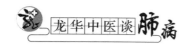

36 治疗肺结核咯血的中药有哪些

连翘、黄芩、鲜生地黄、金银花、地骨皮等清热泻火；配以茜草根、生蒲黄、仙鹤草、侧柏叶、茅根、藕节等凉血止血。

37 治疗肺结核汗出的中药有哪些

当固卫敛汗，用黄芪、白术、糯稻根，佐以大枣、甘草为基本方进行治疗，可以获得良好疗效。若形寒背冷加桂枝汤，和营固表；若虚寒较甚，四肢不温，苔白而厚腻者，可加附子、干姜等温阳散寒；兼有颧红，心烦，舌质红、苔剥等加沙参、丹参、牡蛎、麦冬、五味子等清肺敛阴，进一步可用当归六黄汤泻火固表。

38 结核性脓气胸中医如何治疗

治疗当以清热解毒，益气托脓为主。

39 治疗肺结核有哪些小验方

（1）芩部丹

组成：百部、黄芩、丹参。

功效：清泻肺火，活血化瘀。

适应证：用于初治肺结核和难治性肺结核。可以缓解潮热、盗汗等中毒症状，促使痰菌转阴和病灶吸收。效果类似西药异烟肼。

（2）三草片

组成：鹿含草、鱼腥草、夏枯草。

功效：清肺消痈排脓。

适应证：可与芩部丹合用治疗难治性肺结核，尤其适用于肺结核伴有继发感染或合并支气管扩张病例，有助于空洞闭合和痰菌转阴。也可用治机化性肺炎，肺痈，肺热痰多。

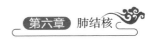

（3）雪花冲剂

组成：六月雪、白花蛇舌草、七叶一枝花。

功效：清热凉血。

适应证：用于肺结核合并咯血，可有效缓解潮热、咯血等诸症。也可用于肺热咳嗽，咽喉肿痛。

（4）八宝养肺汤

组成：玄参、南沙参、北沙参、麦冬、黄芩、百部、丹参、夏枯草。

功效：养阴清肺。

适应证：用于肺阴虚型肺结核辅助治疗，可以有效改善肺结核患者低下的细胞免疫功能，缓解症状，减少复发。

（5）保肺片

组成：补骨脂、胡桃肉、菟丝子、杜仲、川续断、熟地黄、覆盆子、当归、甘草。

功效：补益肺肾。

适应证：用于肺肾两虚型肺结核辅助治疗，可以有效改善患者症状并减少复发。

40 中医药治疗肺结核有哪些优势

（1）免疫调节。

（2）减少抗结核药物毒副作用。

（3）改善全身症状。

（4）辅助治疗难治性耐药肺结核，提高痰菌转阴率。

41 难治性肺结核为何难治

（1）临床因素：造成肺结核难治的临床因素较为复杂，不坚持规则用药或全程用药是失败的主要原因。中断治疗原因包括：经济困难；不能忍受副作用；医务人员处置不当；认为"好转"自行停药等多种因素。由于传统药敏试验结核菌培养耗时很长，无法及时提供药敏信息，对选择敏感

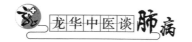

药物造成了困难。

（2）导致结核菌耐药的因素：自从抗结核药物在临床应用以来，结核菌就体现出了一定的耐药性，而且随着抗结核药物使用时间的延长，耐药菌株也在不断扩大，耐抗结核药物的种类也不断地增加，耐多种结核药物的结核菌的比例也在不断增长。耐药肺结核不但导致患者服用现有的药物无法治愈，更重要的是，多药耐药性结核菌的出现预示着多药耐药性可能引起耐药大流行。

（3）并发症或合并症：糖尿病患者的高血糖、高酮体血症状态有利于结核菌繁殖，同时低蛋白血症造成白蛋白水平降低使结核菌受抑制程度降低，进一步造成肺结核难治；艾滋病患者由于艾滋病毒抑制淋巴细胞尤其是CD4细胞和巨噬细胞的功能，使隐匿性结核病灶恶化或外源性肺结核感染，同时结核可以激活CD4阳性淋巴细胞促进艾滋病毒复治，加速艾滋病进程；呼吸道感染、尘肺、精神病、脓胸、气胸、肺气肿、肺心病等都可增加肺结核的难治性。

（4）机体因素：老年、体弱、营养低下也都是导致难治性肺结核的原因。另外由于妊娠、肝病以及不愿意接受抗结核治疗等因素，使部分患者无法接受正规化的治疗。

42 能改善肺结核肝损的中成药有哪些

垂盆草冲剂、葵花护肝片、葫芦素片等可以改善肝损。

43 什么是结核性渗出性胸膜炎

渗出性胸膜炎是干性胸膜炎的进一步发展。在结核性渗出性胸膜炎发病时，患者的过敏反应高，人体对结核杆菌处于变态反应状态，且胸膜受结核菌的感染，易引起渗液，胸腔积液多为单侧性。但若血行播散性结核引起的渗出性胸膜炎，则渗液多见双侧性胸腔积液。胸膜除纤维蛋白渗出外，尚有从毛细血管渗出的血浆积聚于胸腔中，自微量至数升。胸腔积液少者或积液虽多经适当治疗吸收很快者，可不引起胸膜增厚。积液量多且迟不吸收者，

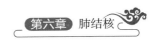

大量纤维蛋白沉着于胸腔，可引起包裹性或广泛胸膜增厚。

44 中医如何认识结核性渗出性胸膜炎

结核性渗出性胸膜炎，多归属于中医"悬饮病"范畴。悬饮病是一种由于体内水液输布运化失常，以致水饮停积于胁下的病证，临床可见咳唾引痛胸胁。

45 结核性渗出性胸膜炎与肺结核的关系

结核性渗出性胸膜炎属于肺结核病五大类型的第V型，其虽非肺部病变，但在临床上与肺结核有密切的关系。临床常见症状有发热、盗汗、胸痛、干咳、呼吸困难等。胸腔积液量少时可无明显体征，积液量多时可有呼吸运动减弱，语颤消失，叩诊呈浊音或实音，听诊呈呼吸音减弱或消失，气管、纵隔偏向健侧等阳性体征。

46 中医如何辨治结核性渗出性胸膜炎

中医认为，结核性渗出性胸膜炎是一个动态变化的过程。在病程发生、发展过程中，临床证候可随体内邪正斗争的情况发生变化。本病一般分为邪犯胸肺、饮停胸胁、络气不和、阴虚内热四个阶段。所以，本病辨证要点在于明确目前病情处于病程中哪个阶段，明确病程所处的阶段，才能对证施治。

47 悬饮病邪犯胸肺阶段中医如何辨治

证候：寒热往来，身热起伏，汗少，或发热不恶寒，有汗而热不解，咳嗽，少痰，气急，胸胁痛，呼吸、转侧疼痛加重，心下痞硬，干呕，口苦，咽干，舌苔薄白或黄，脉弦数。

治法：和解宣利。

方药：柴枳半夏汤加减。方中以柴胡、黄芩和解清热；瓜蒌、半夏化痰开结；枳壳、桔梗、赤芍理气和络。

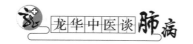

加减：若症见咳逆气急、胁痛，加白芥子、桑白皮；心下痞硬，口苦，干呕，加黄连；热盛有汗，咳嗽气粗，去柴胡，合入麻杏石甘汤以清热宣肺化痰。

48 悬饮病饮停胸胁阶段中医如何辨治

证候：咳唾引痛，但胸胁痛势较初期减轻，而呼吸困难加重，咳逆气喘息促，不能平卧，或仅能偏卧于停饮的一侧，病侧肋间胀满，甚则可见偏侧胸廓隆起。舌苔薄白腻，脉沉弦或弦滑。

治法：泻肺祛饮，降气化痰。

方药：椒目瓜蒌汤加减。方中以葶苈子、桑白皮泻肺逐饮；苏子、瓜蒌皮、陈皮、半夏降气化痰；椒目、茯苓、生姜皮利水导饮。

加减：若痰浊偏盛，胸部满闷、舌苔厚腻加薤白、杏仁。若水饮久停难去，胸胁支满，体弱食少者，加桂枝、白术、甘草等通阳健脾化饮，不可再予峻攻。若患者体质强也可先用十枣汤（甘遂、大戟、芫花研末，大枣汤送服，空腹顿服）或控涎丹（甘遂、大戟、大枣、白芥子为丸）以攻逐水饮，祛邪为快。

49 悬饮病络气不和阶段中医如何辨治

证候：胸胁疼痛，胸闷不舒，胸痛如灼，或刺痛，呼吸不畅，或有闷咳，甚则迁延，经久不已，天阴时更为明显，舌质暗，苔薄，脉弦。

治法：理气和络。

方药：香附旋覆花汤加减。方中旋覆花、苏子、薏苡仁、半夏、茯苓降气化痰；陈皮、香附理气解郁。

加减：若痰气郁阻，胸闷苔腻，加瓜蒌、枳壳；久痛入络，痛势如刺，加当归须、赤芍、桃仁、红花、乳香、没药；水饮不进，加通草、路路通、冬瓜皮等。

50 悬饮病阴虚内热阶段中医如何辨治

证候：呛咳时作，咯吐少量黏痰，口干咽燥，或午后潮热，颧红，心烦，

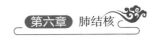

手足心热，盗汗，或伴胸胁闷痛，病久不复，形体消瘦，舌质偏红，少苔，脉小数。

治法：滋阴清热。

方药：沙参麦冬汤合泻白散加减。方中沙参、麦冬、玉竹、天花粉养阴生津；桑白皮、地骨皮、生甘草等清肺降火。

加减：若症见潮热加鳖甲、功劳叶；咳嗽加百部、川贝母；胸胁闷痛加瓜蒌皮、枳壳、郁金、丝瓜络；积液未尽，加牡蛎、泽泻；兼有神疲、气短、易汗等气虚表现者，酌加太子参、黄芪、五味子。

51 悬饮病有哪些中成药辅助治疗

（1）小柴胡冲剂：每次1小包，每日3次，冲服。适用于悬饮邪犯胸肺证。

（2）清开灵注射液：清开灵注射液40毫升加入生理盐水500毫升（或5%葡萄糖溶液500毫升）静脉滴注，每日1次，15日为1个疗程。适用于悬饮饮停胸胁证兼化热者。

（3）香丹注射液：香丹注射液30毫升加入生理盐水250毫升（或5%葡萄糖溶液250毫升）静脉滴注，每日1次,15日为1个疗程。适用于悬饮络气不和证。

（4）生脉饮口服液：每次2支，每日3次，口服。适用于悬饮阴虚内热证。

（5）参麦注射液：参麦注射液40毫升加入生理盐水250毫升（或5%葡萄糖溶液250毫升）静脉滴注，每日1次,15日为1个疗程。适用于悬饮阴虚内热证。

52 悬饮病邪犯胸肺证有何食疗方

萝卜蜂蜜汤：白萝卜100克，蜂蜜适量。白萝卜去皮，加水适量煮熟，用蜂蜜调味，连汤服食。每天1次，连服15～20天。

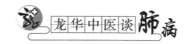

53 悬饮病饮停胸胁证有何食疗方

羊肺葶苈大枣汤：羊肺 250 克，葶苈子 50 克（纱布包），大枣 10 枚。上三味同入锅内，加水文火煮熟，去葶苈子包，加糖适量，调味食用。

54 悬饮病络气不和证有何食疗方

（1）紫珠炖鸡蛋：大叶紫珠 200 克（干品减半），鸡蛋 4 枚。上二味同放砂锅内炖熟，蛋熟后去壳，再煮数小时至色发黑为止，每次吃鸡蛋 2 枚，每日 2 次，连吃 25 天。

（2）二楂煎：山楂、山楂叶各 15 克。上二味加水煎汤，用蜂蜜适量冲服。每天 1 剂，连服 7 ～ 10 天。

55 悬饮病阴虚内热证有何食疗方

（1）蜂蜜二汁膏：蜂蜜、藕汁各 500 克，生地黄汁 60 克。上三味和匀后微火熬成膏。每次服半匙，含化后徐徐咽下，不时饮服。

（2）滋阴补酒：山药、山茱萸、五味子、灵芝各 25 克，白酒 1000 克。上四味放白酒中浸泡 1 个月。每次服 10 毫升，每日 2 次。

56 悬饮病能中药外敷治疗吗

可以。用中药外敷体表和肺俞穴来逐水消饮、行气活血。自制中药贴胸消水散 30 克（药物组成：甘遂、葶苈子、细辛、川芎、乳香、水蛭。按 6：3：4：3：2：1 比例粉碎成末，分装备用），凉开水调成糊状，涂于 8cm × 10cm 和 3cm × 3cm 纱布上，敷于胸腔积液相对应的背部皮肤和肺俞穴。每次敷贴 6 小时后取下。

57 悬饮病转归及预后如何

悬饮为病多因素体不强，或原有其他慢性疾病，肺虚卫弱，时邪外袭，肺失宣通，饮停胸胁而致络气不和。若饮阻气郁，久则可以化火伤阴，亦可

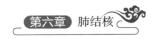

耗损肺气。若悬饮迁延日久，有趋向劳损之途。

58 悬饮病如何预防与调护

悬饮病患者平时应避免风寒湿冷，注意保暖，饮食宜清淡，忌肥甘、生冷、辛辣刺激食物，如烈酒、辣椒、肥肉等。可多食高蛋白食物如鸡蛋、瘦肉，能供给足够的热量及营养素，总热量 50 千卡 / 千克体重，蛋白质 2 克 / 千克体重；多食新鲜蔬菜和水果如百合、银耳等以增强体质；戒烟酒，注意劳逸适度，以防诱发。若已感病，在应用利水攻逐药物时，应注意中病即止，勿伤正气。后期要使用豆蔻、砂仁、生姜之品健脾胃护正气。

59 肺结核患者咯痰有哪些要注意的

肺结核患者咯痰时，可能有结核菌及坏死物随痰液排出，这对治疗肺结核病有益，若是痰菌阳性的患者，吐痰要集中消毒处理焚烧，不能随意随地吐痰。

60 肺结核患者为何会有胸痛

可能的原因：肺结核病变影响到胸膜或发生结核性胸膜炎；并发胸壁结核或肋骨结核；并发气胸、肺栓塞。

61 肺结核胸痛患者可以吃川楝理气片吗

可以。川楝理气片有行气活血、散瘀止痛的功效。一天 3 次，每次 5 片。有活动性咯血的患者不适宜服用。

62 肺结核咯血止住后有哪些注意事项

咯血止住后，应避免烟酒、辛辣刺激性食物、过烫食物。保持大便通畅。咯血止住后，应继续卧床休息。

63 肺结核咯血患者能晒太阳吗

咯血期间，应尽量避免晒太阳，否则可能会引起血管扩张，加重咯血。

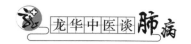

64 肺结核患者如何留痰做痰检

留痰前清水漱口，第一口痰最好弃用，留第二口、第三口痰。患者送痰做痰检应送 3 份痰标本（夜间痰、清晨痰、即时痰）。若无夜间痰，在留取清晨痰后 2～3 小时再留取一份痰标本，或留取两份即时痰。

65 在家中留痰，如何保存送检

将痰咳在专用痰盒子里，拧紧密封，不要倒置，可以放在 4℃冰箱保存，尽快送检，最好在 24 小时内送检，防止痰液干涸。

66 痰抗酸杆菌涂片或培养是阴性能排除没有肺结核菌感染吗

不能。目前的检测手段，只有痰液中的结核杆菌达到一定浓度以上（5000 条／毫升）才能测出阳性结果，所以还要通过结核菌素皮试、血液学检测（T–SPOT 检测）、影像学等综合分析诊断有没有肺结核菌感染。

67 结核菌素试验阳性就一定是得了结核病吗

结核菌素试验阳性只能说明体内感染了结核菌，也有可能是受接种了卡介苗的影响，并不说明体内结核菌具有活动性，但有可能会发展为活动性结核。

68 结核菌素试验阴性能排除结核病吗

不能。结核菌素试验阴性的人需要结合痰、胸片的结果来排除是否有结核病。一些特殊情况如重症结核病患者、结核菌感染后机体免疫反应尚未形成、免疫功能低下人员都可以表达为假阴性。

69 肺结核西医抗痨治疗周期有多长

初治者一般抗痨治疗要 6 个月，复发治疗要 8 个月。如果伴有糖尿病、风湿性疾病长期服用免疫抑制剂的，抗痨治疗疗程要相应延长。特别指出耐

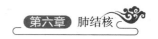

多药肺结核治疗疗程应为痰涂片和培养转阴后至少再维持 18 个月，总疗程在 24 ～ 36 个月。

70 肺部影像学检测发现肺部有空洞，就是肺结核吗

肺内空洞样改变可能形成的原因除了肺结核外，还有可能是肺脓肿、肺癌、肺囊肿感染等。

71 肺结核会有后遗症吗

肺结核治愈后，会留下瘢痕样改变，也可有支气管扩张、空洞等改变。

72 肺结核症状没有了，可以停药吗

不可以。经治疗后，症状消失，不代表结核菌被彻底杀灭，结核菌可以暂时失去活力，一旦疗程不足，擅自停药，结核菌又会处于活动期，导致疾病加重。

73 常用的抗痨西药有哪些

主要有异烟肼、链霉素、利福平、乙胺丁醇和匹嗪酰胺，还有左氧氟沙星、丁胺卡那霉素、卷曲霉素、丙硫异烟胺和对氨基水杨酸等。

74 痰菌已经转阴，肺部空洞还未闭合，还要继续抗痨治疗吗

抗痨疗程足够，痰菌连续转阴，即使肺部空洞未闭合，也是可以停药的。肺部病变的吸收、空洞闭合要靠机体自身的组织修复，所以也可以后遗有未闭合的肺空洞。

75 对于有传染性的肺结核病患者，如何隔离

应该分餐、分床、分室，个人用品要单独分开，同时及早应用抗痨药物迅速杀灭结核杆菌。

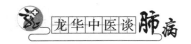

76 接种卡介苗有什么作用

接种卡介苗 6～8 周后，体内会产生对结核杆菌的特异性免疫力。当机体再次受到结核杆菌侵袭时，可限制结核杆菌在体内的扩散，吞噬和杀灭结核杆菌。可以减少人们受结核杆菌感染后的致病机会，对预防小儿结核病的死亡、结核性脑膜炎及急性粟粒性结核病的发生有重要意义。

77 结核病患者的痰杯如何消毒

可以用 2% 苏打液煮沸 30 分钟。

78 结核病患者吐在纸中的痰液如何处理

可采用焚烧法消毒、阳光和紫外线消毒、化学消毒。

79 结核病患者的衣物被褥如何消毒

要在日光下暴晒至少 6 小时才能达到消毒效果。

80 结核病患者到公共场所要注意些什么

要避免和健康人近距离、面对面高声谈笑，咳嗽、打喷嚏时，要用手帕、毛巾捂住口鼻，在公共场所要戴口罩，不能随地吐痰。

81 肺结核病灶钙化，有什么意义

肺结核病灶钙化表示病灶的炎症消散、病变愈合、无活动性。但如果是钙化的干酪灶，仍可能有少量细菌存在活动，一旦抵抗力降低，就可能导致残存在钙化灶内的结核菌再度增生、繁殖，以致结核病复发。

82 吸烟对肺结核抗痨治疗有影响吗

有。烟雾能降低肺部免疫细胞的杀菌功能，不但影响肺结核的治愈，而且容易导致结核病复发。

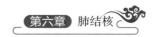

83 肺结核抗痨治疗后出现腰部酸痛，是肾损伤了吗

不一定。需要完善尿检、肾功能和泌尿系统 B 超等相关检查，如果检查结果正常，则不支持抗结核药引起的肾脏损害。

84 冬季肺结核咯血患者能睡电热毯或捂暖壶吗

不可以。咯血期间尤其要避免，否则会由于血管扩张，加重咯血。

85 肺结核患者需要心理疏导干预吗

肺结核患者患病后多存在不良心理状态，如紧张、焦虑、恐惧、多疑等，在疾病诊治过程中，心理疏导干预有非常重要的作用。通过有效的心理疏导让患者感受良好的情绪体验，对疾病抱有积极乐观的态度接受治疗，并在此基础上养成良好的服药习惯，从而达到接受完成疾病治疗的自觉性、信心和决心。

86 中药外敷如何治疗肺结核

中药外敷方药组成：阿魏 40 克，莪术、皂角刺、猫眼草、白附子各 120 克，儿茶 40 克，丹参 120 克，干漆 40 克，虻虫 40 克，牛膝 120 克，地骨皮 120 克，血竭 30 克，三棱 80 克，土鳖虫 80 克。制作方法：取麻油 3 千克，黄丹 1.5 千克，将上药置铁锅内用麻油浸泡 6 天后，置火上煎熬至药材干枯（外深褐而内焦黄），去渣，加入黄丹，不停搅拌收膏，至滴水成珠时，再加入血竭末混匀，摊在布或纸上备用。用法：根据肺部结核病灶大小，剪取大于病灶 0.5cm^2 的圆形膏药块，加热熔化后贴敷于胸部病灶对应处，同时在神阙、大椎、肺俞等穴处贴敷。5 天后更换，局部刺痒可移动位置。

87 什么是中药免疫治疗

中医学认为，"正气存内，邪不可干""邪之所凑，其气必虚"。通过几千年来对肺结核的辨证论治发现，肺肾气虚、卫外不固是发病的重要基础。近

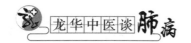

代，随着对人体免疫过程的进一步认识及对气虚的客观化研究发现，结核患者均存在免疫功能低下的情况。在临床研究中发现，肺结核后期，经中医诊断多为阴阳两虚型，而在西医多发现存在免疫功能低下的情况，此时应重点检查患者的肾上腺皮质，中草药对于提高下丘脑 – 垂体 – 肾上腺皮质轴的功能及治疗免疫功能下降有较好疗效。

88 哪些中药有改善肺结核病后期肾上腺皮质功能的作用

补气中药如人参、黄芪、白术、甘草，补血中药如当归、白芍、何首乌，补阴中药如麦冬、沙参、枸杞子、女贞子、山茱萸，补阳中药如鹿茸、补骨脂、菟丝子、冬虫夏草等对下丘脑 – 垂体 – 肾上腺皮质轴的功能有调整作用。

89 哪些中药能缓解肺结核的咳嗽症状

紫菀、款冬花、百部、百合。

90 哪些中药能缓解肺结核的咯痰症状

百合、川贝母。

91 哪些中药能缓解肺结核的消瘦症状

党参、山药、阿胶。

92 哪些中药能缓解肺结核的纳差症状

党参、山药。

93 哪些中药能缓解肺结核的咯血症状

三七、白及、百合、地骨皮。

94 哪些中药能缓解肺结核的潮热症状

沙参、百合、天冬、地骨皮、知母。

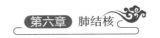

95 哪些中药能缓解肺结核的乏力症状

党参、山药、阿胶、当归。

96 哪些中药能缓解肺结核的胸闷胸痛症状

郁金、土鳖虫。

97 中医药如何治疗耐多药肺结核

我国传统中药用于耐多药肺结核治疗疗效确切，可选种类繁多，且可通过药敏实验筛选有明显抗菌活性的植物药或其单体。主要有以下 3 大类药：益气、补血、滋阴、养阳等固本培元中药；抗痨杀虫药；活血化瘀类中药，可改善微循环，抑制纤维增生，利于药物渗透，促进病变吸收，空洞闭合。经研究发现，中药可通过直接抑制或杀灭耐多药结核杆菌，调节免疫功能，发挥抗痨作用。

98 哪些中药对耐多药结核杆菌有抑制杀灭作用

连翘、射干、黄芩、地骨皮、百部、夏枯草、巴豆油等。

99 中药雾化吸入能治疗耐药肺结核吗

可以。实验研究表明，抗结核中药组方雾化吸入辅助治疗耐多药和多耐药肺结核，在缩短痰菌转阴时间、加速病灶吸收、缓解临床症状、促进耐药结核病的治愈等方面有着积极作用，中草药组方雾化吸入作为肺结核病的辅助疗法有一定临床实用价值。

100 雾化吸入的抗结核中药组方有哪些

雾化液抗结核Ⅰ号的方药组成：（玄）沙参、百部、天冬、熟地黄、阿胶、龟甲、山药、白术、黄芪、百合、白果、夏枯草、金银花、五味子、桔梗、桑白皮。雾化液抗结核Ⅱ号的方药组成：醋龟甲、百部、熟地黄、天冬、北沙参、阿胶、鳖甲、紫石英（煅）、牡蛎、龙骨、麦冬、熟大黄、白及、川贝、蜂蜡。雾化液的制备：上述药材浸渍、煎煮、去渣、浓缩至 50ml 左右，精滤、纯化封装，制成雾化液，雾化吸入 2 次 / 天，连续治疗 8 周。Ⅰ号雾化方案在缓解肺结核发热、咳痰症状方面起效较快，显示的作用较好，Ⅱ号雾化方案对肺结核盗汗、血痰的症状能较快缓解。

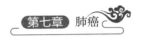

第七章 肺 癌

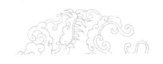 什么是肺癌

　　肺癌指原发性支气管肺癌，起源于支气管黏膜、腺体或肺泡上皮的肺部恶性肿瘤。

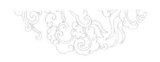 导致肺癌的原因有哪些

　　包括吸烟、环境污染、职业、遗传、病毒感染、肺结核、心理状态及其他多种因素。其中，环境污染和吸烟，包括主动吸烟及被动吸烟，是造成全球性肺癌发病率和死亡率持续上升的重要原因。

3 肺癌有哪些症状

　　肺癌的临床表现比较复杂，症状和体征的出现及程度与肿瘤发生部位、病理类型、有无转移、患者的反应程度等有关。早期症状常较轻微，甚至无任何不适。晚期症状、体征明显。肺癌的症状大致分为：局部症状、全身症状、肺外症状、浸润和转移症状。其中，局部症状包括：咳嗽、痰中带血或咯血、胸痛、胸闷气急、声音嘶哑。

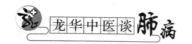
4 肺癌咳嗽有哪些特点

咳嗽是肺癌病程中最主要的症状之一，据统计 47% ～ 86% 肺癌患者存在咳嗽。肿瘤生长于管径较大、对外来刺激敏感的段以上支气管黏膜时，可产生类似异物样刺激引起的咳嗽，典型的表现为阵发性刺激性干咳，一般止咳药常不易控制。

5 肺癌痰中带血或咯血有什么特点

以此为首发症状者约占 30%。肺癌咳血的特征为间断性或持续性、反复少量的痰中带血丝，或少量咯血，偶因较大血管破裂、大的空洞形成或肿瘤破溃入支气管与肺血管而导致难以控制的大咯血。

6 肺癌胸痛有哪些特点

以胸痛为首发症状者约占 25%。常表现为胸部不规则的隐痛或钝痛。持续尖锐剧烈、不易为药物所控制的胸痛，则常提示已有广泛的胸膜或胸壁侵犯。肩部或胸背部持续性疼痛提示肺叶内侧近纵隔部位有肿瘤外侵的可能。

7 肺癌胸闷或气急有哪些特点

约有 10% 的患者以此为首发症状，多见于中央型肺癌，特别是肺功能较差的患者，可出现气急，甚至窒息症状。

8 肺癌声音嘶哑有哪些特点

有 5% ～ 18% 的肺癌患者以声嘶为第一主诉，通常伴随有咳嗽。声嘶一般提示直接的纵隔侵犯或淋巴结长大累及同侧喉返神经而致左侧声带麻痹。

9 肺癌发热有哪些特点

以此首发症状者占 20% ～ 30%。多在 38℃ 左右，很少超过 39℃，抗生素治疗可能奏效，阴影可能吸收，但因分泌物引流不畅，常反复发作，约 1/3

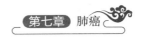

的患者可在短时间内反复在同一部位发生肺炎。

10 肺癌消瘦和恶病质有哪些特点

肺癌晚期由于感染、疼痛所致食欲减退，肿瘤生长和毒素引起消耗增加，以及体内 TNF、Leptin 等细胞因子水平增高，可引起严重的消瘦、贫血、恶病质。

11 肺癌引起的上腔静脉综合征有哪些表现

上腔静脉综合征（SVCS）是一组由于通过上腔静脉回流到右心房的血流部分或完全受阻相互影响所致的症候群，为肺癌常见的急症。肿瘤直接侵犯或纵隔淋巴结转移压迫上腔静脉，或腔内的栓塞，使其狭窄或闭塞，造成血液回流障碍，出现一系列症状和体征，患者出现急性或亚急性呼吸困难和面颈肿胀。检查可见面颈、上肢和胸部淤血，水肿，进而发展为缺氧和颅内压增高，出现脑水肿而出现头痛、嗜睡、激惹和意识状态的改变。

12 为什么肺癌确诊时多为中晚期

肺癌早期临床症状不典型，早期中心型肺癌可能会有咳嗽带血痰、刺激性咳嗽，如果不是通过参加健康体检，而是通过出现声音嘶哑，出现胸闷气短而就诊，拍 X 射线胸片时往往只能发现胸腔积液。特别是有些患者是以远处转移的症状就诊，比如是以肝转移、骨转移、颅脑转移为首发症状，这样先发现远处转移症状，然后再去检查，发现的肺癌都是晚期肺癌。所以由于肺癌缺乏早期的、特异性的症状，同时也缺乏特异性的检查手段，从某种意义上讲，使得更多的肺癌患者一到临床就诊就是晚期了。

13 哪些人容易得肺癌

（1）有肿瘤家族史者：很多肿瘤有明显的家族聚集特点，包括肺癌、结肠癌、乳腺癌等。日本曾做过一个研究，研究者将直系亲属中有肺癌的患者和没有肺癌家族史的患者分成两组，前者患病概率是后者的 2 倍。临床研究表明，家族中有患其他肿瘤的人，其罹患肺癌的风险也比没有肿瘤家族史的

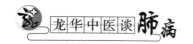

人要高。肺癌的遗传性在女性身上表现得更为明显。

（2）吸烟和被动吸烟者：流行病学和实验研究已相继证明，香烟中含有42种致癌物质，提示罹患肺癌与吸烟密切相关。研究表明，长期吸烟者中肺癌的患病率较不吸烟者增加10～20倍。此外，在不吸烟却罹患肺癌的患者中，25%是被动吸烟者。被动吸烟所吸进的有害物质往往比主动吸烟更多。吸烟者年龄越小、吸烟量越大、烟龄越长，就越危险。女性吸烟者发生肺癌的危险是男性的2倍。

（3）接触有害化学物质者：近年来，大气环境污染日趋严重，人们越来越多地和有害化学物质"亲密接触"，肺癌也随之高发。

⑭ 什么是转移性肺癌

转移性肺癌系指任何部位的恶性肿瘤通过各种转移方式转移至肺部的肿瘤。约60%以上的恶性肿瘤初次就诊时就有肿瘤转移，其中30%～50%肿瘤转移到肺部。不同部位的肿瘤转移到肺部的发生率不同，其中，甲状腺癌、乳腺癌、肾癌、绒毛膜癌、骨肉瘤发生率最高，可达60%～90%，肝癌、胃癌、结直肠癌、前列腺癌次之，为35%～55%，肺脏是骨肉瘤和软骨肉瘤唯一的转移器官。肺转移癌的发生率与原发肿瘤的生物学特性和机体的免疫功能状态有关。转移性肺癌大多为遍及两侧肺的多发性病灶，大小不一，密度均匀，治疗效果欠佳。

⑮ 肺癌有哪些类型

根据肺癌的生物学特性，分为非小细胞肺癌和小细胞肺癌两大类。非小细胞肺癌占所有肺癌患者的80%～85%，小细胞肺癌占15%～20%。非小细胞肺癌又包括鳞癌、腺癌、大细胞癌和鳞腺癌（腺鳞癌）等类型。其中，腺癌所占的比例近年有逐渐增高。

⑯ 什么是小细胞肺癌

小细胞肺癌属于未分化癌，是肺癌的基本类型之一，在肺癌中占

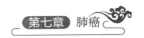

20% ～ 25%，恶性程度高，倍增时间短，转移早而广泛，对化疗、放疗敏感，初治缓解率高，但极易发生继发性耐药，容易复发，治疗以全身化疗为主。按病理组织学可分为：小细胞肺癌（包括以往的燕麦细胞癌）、混合性癌（即小细胞癌与鳞或腺癌的混合型）。

17 什么是非小细胞肺癌

非小细胞肺癌包括鳞状细胞癌（鳞癌）、腺癌、大细胞癌（大细胞未分化癌），与小细胞肺癌相比其癌细胞生长分裂较慢，扩散转移相对较晚。非小细胞肺癌约占所有肺癌的 80%，约 75% 的患者发现时已处于中晚期，5 年生存率很低。

18 肺癌的分化程度高低有何意义

分化是指从胚胎时的幼稚细胞逐步向成熟的正常细胞发育的过程，通过分化，细胞在形态、功能、代谢、行为等方面各具其能，从而形成不同的组织和器官。所谓肺癌细胞分化程度就是指肺癌细胞与其起源的成熟细胞（相应的正常细胞）的相似程度。肺癌的基本特征之一是细胞的异常分化。在形态、功能、代谢、行为等方面，肺癌细胞越相似于相应的正常细胞，则为高分化，否则就是低分化。分化程度是肿瘤良恶性鉴别中的主要依据。一般说来，分化程度越低，恶性程度越高。

19 肺腺癌有哪些特点

肺腺癌是肺癌的一种，属于非小细胞癌。不同于鳞状细胞肺癌，肺腺癌较容易发生于女性及不抽烟者。主要起源于支气管黏膜上皮，少数起源于大支气管的黏液腺。发病率比鳞癌和未分化癌低，发病年龄较小，女性相对多见。多数腺癌起源于较小的支气管，为周围型肺癌。早期一般没有明显的临床症状，往往在胸部 X 线检查时被发现。表现为圆形或椭圆形肿块，一般生长较慢，但有时早期即发生血行转移，淋巴转移则发生较晚。

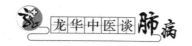

20 肺泡细胞癌是肺腺癌吗

肺泡细胞癌起源于支气管黏膜上皮，又称为细支气管肺泡细胞癌或细支气管肺泡癌，或简称肺泡癌，部位在肺野周围。在各型肺癌中，发病率低，女性比较多见。一般分化程度较高，生长较慢，癌细胞沿细支气管、肺泡管和肺泡壁生长，而不侵犯肺泡间隔。淋巴和血行转移发生较晚，但可经支气管播散到其他肺叶或侵犯胸膜。肺泡细胞癌在X线形态上有结节型和弥漫型两类，前者可以是单个结节或多个结节；后者形态类似肺炎。病变范围局限的结节型，手术切除疗效较好。

21 肺鳞癌有哪些特点

肺鳞癌又称肺鳞状上皮细胞癌，包括梭形细胞癌，是最常见的类型，占原发性肺癌的 40%～51%。肺鳞癌多见于老年男性，与吸烟有密切关系。肺鳞癌以中央型肺癌多见，并有胸管腔内生长的倾向，肺鳞癌早期常引发支气管狭窄或阻塞性肺炎。肺鳞癌生长缓慢，转移晚，手术切除机会较多，5年生存率较高，肺鳞癌对放疗、化疗不如小细胞未分化癌敏感。

22 什么是肺大细胞癌

肺大细胞癌亦可称为大细胞未分化癌，它是一种没有任何形态学特征的癌。癌细胞较大，具有多形性。既无如同鳞癌细胞的角化、角化珠及细胞间桥，也无如同腺癌细胞形成腺泡或产生黏液。临床上较为罕见，约占全部收治肺癌病例的 1% 左右。大细胞肺癌常发生于肺上叶，多为周围型，体积较大，边界清楚，分叶，少见空洞。其恶性程度高，治疗效果差，预后不良。

23 支气管类癌的特点是什么

支气管类癌少见，约占肺肿瘤的 5%，属于低度恶性肿瘤，5年生存率为90%，非典型类癌容易发生转移，其 5年生存率仅为 50%，支气管类癌属神经内分泌性肿瘤，因此很少引起癌旁综合征。

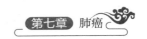

　　肿瘤大部分生长在主支气管，可引起肝脏、骨关节及肾上腺转移。其典型的 CT 表现为主支气管或叶支气管内软组织肿块，边缘光滑或有分叶。非典型类癌常常有不规则的边缘及不均匀的强化。纵隔及肺门淋巴结可肿大，支气管类癌与支气管癌的鉴别点在于前者可有小斑点状钙化，并且强化明显。

24 肺癌为什么要分期

　　科学正确的临床分期是规范化治疗的前提，遵循"分期治疗、规范治疗、个体化"三大原则。肺癌治疗前一定要进行各项临床分期检查，然后再讨论治疗方案。分期决定了患者治疗效果，Ⅰ期治疗目的是根治性治疗，提高患者生存时间，使患者活得更长，对于Ⅳ期肺癌，治疗的目的是提高生活质量，延长患者生存时间。准确的临床分期有助于医生为肺癌患者制定科学合理的治疗方案，使那些已有远处转移、不适合做手术的肺癌患者避免承受开胸手术之苦，使那些原本并没有转移的肺癌患者得到及时科学的以外科手术为主的多学科综合治疗。

25 肺癌是怎样转移的

　　同其他任何一种肿瘤一样，肺癌的播散方式包括直接浸润、淋巴转移、血行转移。

　　（1）直接浸润：靠近肺外围的肿瘤可侵犯脏层胸膜，癌细胞脱落进入胸膜腔，形成种植性转移。中央型或靠近纵隔面的肿瘤可侵犯脏壁层胸膜、胸壁组织及纵隔器官。

　　（2）血行转移：癌细胞随肺静脉回流到左心后，可转移到体内任何部位，常见的转移部位为肝、脑、肺、骨骼系统、肾上腺、胰等。

　　（3）淋巴转移：淋巴转移是肺癌最常见的转移途径。癌细胞经支气管和肺血管周围的淋巴管，先侵入邻近的肺段或叶支气管周围淋巴结，然后到达肺门或隆突下淋巴结，再侵入纵隔和气管旁淋巴结，最后累及锁骨上或颈部淋巴结。

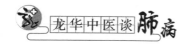

26 什么是肿瘤标志物

肿瘤标志物是指特征性存在于恶性肿瘤细胞，或由恶性肿瘤细胞异常产生的物质，或是宿主对肿瘤的刺激反应而产生的物质，并能体现肿瘤的发生、发展，监测肿瘤对治疗反应的一类物质。肿瘤标志物存在于肿瘤患者的组织、体液和排泄物中，能够用免疫学、生物学及化学的方法检测到。

27 检测肿瘤标志物有什么作用

肿瘤标志物是某些肿瘤细胞上存在或分泌、排出到体液中的物质，可大致分为肿瘤细胞分泌物和肿瘤细胞表达物两类。前者是肿瘤细胞在发生、发展中产生的物质，肿瘤生长越旺盛其量越多，反之，肿瘤生长被压制，其产生量也减少。这些物质往往是糖蛋白，可以通过检验血等体液查出并进行监测。目前常用的肺癌肿瘤标志物群（CEA、Cyfra21-1、NSE等），有助于早期发现病灶；也可提示疗效可能不佳，如手术切除肿瘤一段时间后标志物进行性升高，则往往提示体内可能已经有肿瘤细胞增殖、生长，如在治疗后明显降低，则提示治疗有效。

28 肺癌检测常用的肿瘤标志物有哪些

肺癌肿瘤标志物有：CEA、Cyfra21-1、NSE、SCC等。

29 癌胚抗原 CEA 有什么意义

癌胚抗原是大肠癌组织产生的一种糖蛋白，作为抗原可引起患者的免疫反应。此种抗原称为癌胚抗原（carcino-embryonic antigen，CEA），可广泛存在于内胚叶起源的消化系统癌，也存在于正常胚胎的消化管组织中，在正常人血清中也可有微量存在。癌胚抗原是一个广谱性肿瘤标志物，它能向人们反映出多种肿瘤的存在，对大肠癌、乳腺癌和肺癌的疗效判断、病情发展、监测和预后估计是一个较好的肿瘤标志物，但其特异性不强，灵敏度不高，对肿瘤早期诊断作用不明显。

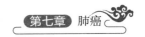

30 CYFRA21-1有什么意义

细胞角蛋白是形成上皮细胞的结构蛋白之一中间丝的亚单位。细胞角蛋白 19（CYK-19）是一分子量约 40,000 Da 的 I 类角蛋白（酸性蛋白），是角蛋白家族中最小的成员。CYK-19 广泛分布在正常组织表面，如层状或鳞状上皮中。在恶性上皮细胞中，激活的蛋白酶加速了细胞的降解，使得大量细胞角蛋白片段释放入血，其可溶性片段可与两株单克隆抗体 KS19.1 和 BM19.21 特异性结合，故称为 CYFRA21-1。在恶性肺癌组织中，CYFRA21-1 含量丰富，尤其是在肺鳞癌中有高表达。

31 NSE有什么意义

神经元特异性烯醇化酶（NSE）：血清 NSE 是神经元和神经内分泌细胞所特有的一种酸性蛋白酶，是神经内分泌肿瘤的特异性标志，如神经母细胞瘤、甲状腺髓质癌和小细胞肺癌（70% 升高），可用于鉴别诊断、病情监测、疗效评价和复发预报。小细胞肺癌患者 NSE 水平明显高于肺腺癌、肺鳞癌、大细胞肺癌等非小细胞肺癌（NSCLC），可用于鉴别诊断，监测小细胞肺癌放疗、化疗后的治疗效果，治疗有效时 NSE 浓度逐渐降低至正常水平，复发时血清 NSE 升高。

32 SCC 有什么意义

鳞状上皮细胞癌抗原（SCC）是肿瘤相关抗原 TA-4 的亚型，是一种糖蛋白。SCC 存在于子宫、子宫颈、肺、头颈等鳞状上皮细胞的胞浆中，特别在非角化癌的细胞中，含量更丰富。25% ～ 75% 的肺鳞状细胞癌，血清中 SCC 水平升高，也见于卵巢癌、子宫癌和颈部鳞状上皮细胞癌。

33 肺癌有哪些诊断方法

（1）影像学检查如 X 线、CT、MRI。

（2）核医学检查如 ECT 骨扫描、PET 和 PET/CT。

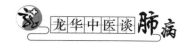

（3）病理学检查如痰脱落细胞检查、纤维支气管镜下活检、经皮肺穿刺活检、手术病理诊断以及胸水细胞学检查、淋巴结活检等。

（4）肿瘤标志物检测包括 NSE、CEA、SCC 等。

34 什么是纤维支气管镜下活检

经支气管镜肺活检术（trans bronchial lung biopsy，TBLB）多在 X 线透视监视下施行，经纤支镜的活检孔插入活检钳，将活检钳送到预定的外周肺病灶进行活检。该技术克服了常规纤支镜只能对 3～4 级支气管内的组织取材的缺点，可对纤支镜直视范围难以见到的外周肺病变进行取材。在没有 X 线透视条件时，进行 TBLB 对弥漫性肺部病变也可获得较高阳性率。

35 什么是经皮肺穿刺活检

经皮肺穿刺活检是在 X 线透视下定位，或在 B 超指导下，或 CT 指导下，用细针刺入病变局部，抽取部分细胞或组织，再将这些病变细胞或组织进行病理学检查来明确诊断。对于肺内周边型病变，用常用的检查方法不能确诊时，经皮肺穿刺活检有较大的帮助，另外对于那些晚期不能手术的肺癌患者，在选择放疗和化疗前，为获得病理类型诊断，经皮肺穿刺活检亦有较大的作用，操作简单，诊断率高。

36 什么是 EBUS

超声支气管镜（EBUS）是一种在支气管镜前端安装超声探头的设备，可以在实时超声引导下行经支气管针吸活检术（EBUS–TBNA）。EBUS–TBNA 可清楚地显示气道外纵隔内血管、淋巴结与占位性病变的关系，在超声图像的实时监测下进行经气管支气管针吸活检，彻底解决了传统 TBNA 只能进行"盲穿"的问题，有效地避免了对周围大血管的损伤，提高了该技术的安全性和准确性。EBUS–TBNA 主要用于判断肺癌的淋巴结转移分期，同时也用来诊断肺内肿瘤、不明原因的肺门和 / 或纵隔淋巴结肿大、纵隔肿瘤等。

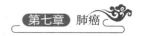

37 肺癌治疗方法有哪些

（1）化学治疗：近年来，化疗在肺癌中的作用已不再限于不能手术的晚期肺癌患者，而常作为全身治疗，列入肺癌的综合治疗方案。化疗会抑制骨髓造血系统，主要是使白细胞和血小板的下降，从而抑制癌细胞无限量增殖、转移等病变。

（2）放射治疗：放疗对小细胞癌最佳，鳞状细胞癌次之，腺癌最差。但小细胞癌容易发生转移，故多采用大面积不规则野照射，照射区应包括原发灶、纵隔双侧锁骨上区，甚至肝脑等部位，同时要辅以药物治疗。鳞状细胞癌对射线有中度的敏感性，病变以局部侵犯为主，转移相对较慢，故多用根治疗法。腺癌对射线敏感性差，且容易血道转移，故较少采用单纯放射治疗。

（3）外科治疗：肺癌的治疗方法中除Ⅲb及Ⅳ期外，应以手术治疗或争取手术治疗为主，依据不同期和病理组织类型，酌情加放射治疗、化学治疗和免疫治疗等综合治疗。

（4）中药治疗：本病在中医中属"肺积"范畴。主要认为是由于正气虚损，阴阳失调，六淫之邪乘虚入肺，邪滞于肺，导致肺脏功能失调，肺气阻郁，宣降失司，气机不利，血行受阻，津液失于输布，津聚为痰，痰凝气滞，瘀阻络脉，于是痰气瘀毒胶结，日久形成肺部积块。因此，根据其发病机制，采用益气扶正、活血化瘀、化痰散结、清热解毒、温阳滋阴等方药治疗。

38 肺癌常见驱动基因有哪些

驱动基因，是与癌症发生发展相关的重要基因，当一个基因突变（过表达/扩增）能够对肿瘤的发生、发展、侵犯和转移起控制作用，并且抑制这个基因表达的蛋白或基因通路可以中止肿瘤发展的相关事件时，这个基因就可以被称为驱动基因，驱动基因可以说是决定癌症的最主要原因。如果说驱动基因是癌症的"元凶"，找到了驱动基因，进而用相应的药物去治疗，肺癌治疗就可事半功倍。

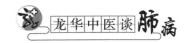

39 肺癌为什么要做基因检测

医学研究证实肺癌的发生是由于体内几十种基因（包括癌基因、抑癌基因等）发生突变的累积，加上环境致癌因素的刺激造成。人体中某些基因与治疗肺癌的靶向或化疗药物的作用是密切相关的，对这些特定基因进行检测，简单地说就是提取被检测肺癌患者的肿瘤组织细胞或癌性胸腔积液，经提取和纯化其基因信息后，通过特定设备进行基因检测，分析基因状态，即可预判出患者对于各种抗肿瘤药物的敏感性，从而判断药物治疗的疗效，进而提高抗癌药物治疗的针对性和有效率，最大限度地减少或避免目前社会广泛关注的陪绑治疗和过度治疗。

40 什么是靶向治疗

靶向治疗是指以标准化的生物标记物来识别是否存在某种疾病特定的控制肿瘤生长的基因或基因谱，以此确定针对特异性靶点的治疗方法。某些肿瘤是由于单一致癌基因的异常激活而形成并依赖于该异常基因的激活，这种现象称为致癌基因依赖。识别可用药的致癌驱动因子为使用高效治疗性干预创造了可能性，已经有识别致癌驱动因子包括 KRAS, EGFR, EML4-ALK 等。

41 肺癌靶向治疗药物有哪些

（1）抗血管生成抑制剂：如贝伐单抗。其主要机理是阻断肿瘤新生血管的生成，从而使肿瘤生长缺乏足够的营养，最终达到"饿死"肿瘤的目的。

（2）表皮生长因子抑制剂：常用药物为特罗凯、易瑞沙。其主要机理是通过与特定的靶点（表皮生长因子受体，EGFR）结合，启动相应的信号通路，最终达到控制肺癌生长的作用。

42 什么是免疫靶点抑制剂

免疫靶点抑制剂的研究非常普遍，尤其是 PD-1（细胞程序性死亡 -1）

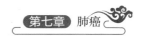

和 PD-L1（程序性死亡配体 1）抑制剂。Nivolumab 是一种抗 -PD-1 抑制剂，应用该药治疗，可以使非小细胞肺癌患者总缓解率达到 17%，缓解的持续时间至少可以达到 18 个月。

43 什么是癌性疼痛

癌性疼痛一般是指由肿瘤直接引起的疼痛，肿瘤侵犯或压迫神经根、神经干、神经丛或神经；侵犯脑和脊髓；侵犯骨膜或骨骼；侵犯实质性脏器及空腔性脏器；侵犯或堵塞脉管系统；引起局部坏死、溃疡、炎症等；在上述情况下均可导致严重的疼痛。在肿瘤治疗过程中所引起的疼痛，也被认为是癌性疼痛。

44 肺癌疼痛的特点是什么

肺癌早期可出现四肢关节疼痛，肺癌侵及胸膜可引起胸痛，骨转移引起骨痛，颅脑转移引起头痛，肺尖部癌瘤侵及或压迫臂丛神经或交感神经，可出现严重的肩、臂痛和 Horner 综合征。

45 对癌性疼痛如何用西药治疗

（1）第一阶梯：非阿片类镇痛药。用于轻度癌性疼痛患者，主要药物有阿司匹林、对乙酰氨基酚（扑热息痛）等，可酌情应用辅助药物。

（2）第二阶梯：弱阿片类镇痛药。用于当非阿片类镇痛药不能满意止痛时或中度癌性疼痛患者，主要药物有可待因，一般建议与第一阶梯药物合用，因为两类药物作用机制不同，第一阶梯药物主要作用于外周神经系统，第二阶梯药物主要作用于中枢神经系统，二者合用可增强镇痛效果。根据需要也可以使用辅助药。

（3）第三阶梯：强阿片类镇痛药。用于治疗中度或重度癌性疼痛，当第一阶梯和第二阶梯药物疗效差时使用，主要药物为吗啡，也可酌情应用辅助药物。

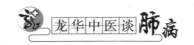

46 什么是放射性肺炎

放射性肺炎（radiation pneumonitis）系由于肺部、纵隔、肿瘤、食管、乳腺、淋巴或胸部其他部位肿瘤经放射治疗后，在放射野内正常肺组织受到损伤引起的炎症反应。轻者无症状，炎症可自行消散；重者产生广泛性肺纤维化，导致呼吸功能损害，甚至呼吸衰竭。

47 放射性肺炎有哪些症状

轻者无症状，有些患者可在放射治疗后立即出现刺激性咳嗽，多数在放射治疗 2～3 个月后出现症状，个别在停止放射治疗半年后出现刺激性干咳，活动后加剧，伴有气急、心悸和胸痛，不发热或低热，偶有高热，体温高达 40℃。放射性损伤造成肋骨骨折，局部会有疼痛。放射性食管炎可产生吞咽困难，随肺纤维化加剧逐渐出现呼吸困难，易发生呼吸道感染而使症状加重，出现发绀。

体检可发现胸部放射局部的皮肤萎缩变硬。多数肺部无阳性体征，肺内纤维化广泛时呈端坐呼吸，呼吸音普遍减弱，可闻及捻发音或爆裂音（crepitant rales or crackles）。继发细菌感染可出现干、湿啰音，偶有胸膜摩擦音。伴发肺源性心脏病则可出现颈静脉充盈、肝大及压痛，全身水肿等右心衰竭的表现。

由于放射性肺炎和肺纤维化，导致肺顺应性下降，肺活量、肺总量、残气量、第一秒用力呼气量减少，表现为限制性通气障碍。通气/血流比例降低，气体弥散障碍，导致低氧血症。肺功能检查可早期发现本病，往往早于胸片的发现。

48 放射性肺炎的治疗方法包括哪些

放射性肺炎的治疗包括：①应用肾上腺皮质激素控制炎症：急性期可用糖皮质激素，待症状消失后逐渐减量，疗程视病情而定，一般不少于 6 周；②抗凝疗法对防止小血管栓塞有效；③氧气吸入以改善低氧血症；④伴细菌

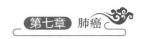

感染时，选用有效抗生素，控制感染；⑤支持疗法以及止咳；⑥用解热药进行辅助治疗。

49 肺部结节一定是肺癌吗

不一定是。肺癌早期有相当部分表现为结节，但是结节也可能是良性病变，恶性结节占 30% ~ 40%。临床中一般认为，肺部结节小于 0.8cm、边缘清楚光滑的，良性的可能性比较大，但仍然需要定期观察，如果结节在短时间内快速增大，则不能排除是恶性的。（如果是恶性结节，病变增大 1 倍的时间为 300 ~ 400 天；如果结节倍增时间大于 600 天，那么说明其恶性概率很低）大多数结节在两年内未观察到生长，一般可视为良性。

如果肺部结节大小超过 0.8cm，特别是边缘不规则，看上去有又短又细的毛，则认为恶性的可能性比较高。

50 发现肺部结节怎么办

目前国际及国内对肺部孤立结节的处理已有共识，共识中把肺内结节按不同的大小、实性结节或亚实性结节进行分类，提出了详细的处理原则，目前国内专家一般推荐美国的 Fleischnerzhi 指南。指南推荐 ≤ 4mm 的实性结节及 ≤ 5mm 亚实性肺结节不做 CT 随诊，对这一处理原则尚有不同意见，因为肺内恶性病变均是从小到大发展起来的，所以对于 ≤ 5mm 的结节病变从慎重的角度出发仍然需一年后体检一次。其余大小结节均采取 3 至 6 个月甚至 1 年复查，连续复查 2 ~ 3 年。如发现肺小结节 2 年无变化，则可大致认为其为良性结节。如果结节有变化则根据变化情况做出判断并决定下一步处理意见。对于大于 1cm 的结节应当尽量通过多种方法确定结节的良恶性。

51 什么是纵隔肿瘤

纵隔肿瘤是临床胸部常见疾病，包括原发性肿瘤和转移性肿瘤。原发性纵隔肿瘤包括位于纵隔内各种组织结构所产生的肿瘤和囊肿，但不包括从食管、气管、支气管和心脏所产生的良、恶性肿瘤。转移性肿瘤较常见，多数

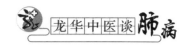

为淋巴结的转移，纵隔淋巴结转移病变多见于原发性肺部恶性肿瘤，如支气管癌；肺部以外者则原发于食管、乳房和腹部的恶性肿瘤最为常见。

52 纵隔肿瘤有哪些症状

（1）呼吸道症状：胸闷、胸痛一般发生于胸骨后或病侧胸部，大多数恶性肿瘤侵入骨骼或神经时，则疼痛剧烈。咳嗽常为气管或肺组织受压所致，咯血较少见。

（2）压迫症状：食管，气管受压，可出现气急或下咽梗阻等症状。

（3）感染症状：如囊肿破溃或肿瘤感染影响到支气管或肺组织时，则出现一系列感染症状。

（4）神经系统症状：由于肿瘤压迫或侵蚀神经患者可出现各种不适症状，如肿瘤侵及可引起声音嘶哑，可产生胸痛或感觉异常，引起肢体瘫痪。

（5）特殊症状：患者咳出皮脂物及毛发。

53 什么是胸腺瘤

胸腺瘤是最常见的前上纵隔原发性肿瘤，是一组来源于不同胸腺上皮细胞，具有独特临床病理特点和伴有多种副肿瘤症状的疾病。约占成人所有纵隔肿瘤的 20% ～ 40%，它起源于胸腺上皮，但不包括起源于生殖细胞、淋巴细胞、神经内分泌细胞及脂肪组织的肿瘤。绝大多数胸腺瘤位于前纵隔，附着于心包，少数发生在纵隔以外部位，如胸膜、心膈角、肺实质内、肺门或颈部。

54 肺癌是否会传染

肺癌无传染性，传染病包括传染源、传播途径、易感人群，三者缺一不可。而肺癌不具备此三种因素，因此不属于传染病，肺癌自然也不具传染性。肺癌是在多种不同致癌因素作用下，导致局部细胞异常增生，失去正常细胞的形态和动态而形成的恶性肿瘤。虽然癌细胞在患者体内能够到处扩散或转移，但它不会像细菌和病毒那样，从一个人传染给另一个人。

55 什么是肺癌的个体化综合治疗

肺癌的综合治疗是指针对不同特征、不同分期、不同病理类型的患者，合理安排手术、化疗、放疗、生物免疫治疗、中医中药治疗、靶向治疗的次序和强度以及组合方式，从而提高每一种治疗的疗效，最终延长患者生存时间，提高生存质量。

56 胸腺瘤有什么症状

20%～40%胸腺瘤在发现时没有症状，仅在查体时偶然发现。1/3的患者有瘤体侵犯或压迫邻近纵隔结构所引起的局部症状，包括咳嗽、胸痛、气短、吞咽困难、声嘶或呼吸道感染，上腔静脉压迫综合征多见于恶性胸腺瘤。30%～50%的胸腺瘤患者合并重症肌无力，但重症肌无力患者仅有15%～20%有胸腺的病变。重症肌无力在女性患者更常见，表现为复视、上睑下垂、肌肉无力和容易疲劳等症状。胸腺切除术后2/3患者重症肌无力症状能够减轻，但常需要数月时间。少数患者可发生低丙种球蛋白血症、单纯红细胞再生障碍、皮质醇增多症以及一些免疫异常如红斑狼疮、多发性肌炎等。

57 肺癌有哪些预防措施

①戒烟；②控制大气污染，做好环保工作；③职业防护；④防治气管炎及慢性支气管炎；⑤早期发现、早期诊断与早期治疗。

58 中医如何认识肺癌

肺癌是由于正气内虚、邪毒外侵引起的，以痰浊内聚，气滞血瘀，蕴结于肺，以致肺失宣发与肃降为基本病机，以咳嗽、咯血、胸痛、发热、气急为主要临床表现的一种恶性疾病。

本病属于中医学的"肺积""痞癖""咳嗽""咯血""胸痛"等范畴。《素问·奇病论》说："病胁下满气上逆……病名曰息积，此不妨于食。"《灵枢·邪气脏腑病形》说："肺脉……微急为肺寒热，怠惰，咳唾血，引腰背胸。"《素问·玉机真脏论》说:"大骨枯槁,大肉陷下,胸中气满,喘息不便,内痛引肩项,身热脱肉破䐃。"《难经·论五脏积病》说:"肺之积曰息贲……久不已,令人洒淅寒热,喘热,发肺壅。"明代张景岳《景岳全书·虚损》说:"劳嗽,声哑,声不能出或喘息气促者,此肺脏败也,必死。"《杂病源流犀烛·积聚癥瘕痃癖痞源流》所提到的"邪积胸中,阻塞气道,气不宣通,为痰,为食,为血,皆得与正相搏,邪既胜,正不得而制之,遂结成形而有块",则说明了肺中积块的产生与正虚邪侵,气机不通,痰血搏结有关,对于后世研究肺癌的发病和治疗,均具有重要的启迪意义。

🔢59 肺癌的中医发病机制是什么

迄今为止,肺癌的病因尚未完全明了。但根据患者的起病经过及临床表现,可知本病的发生与正气盛衰和邪毒入侵有比较密切的关系。

"正气存内,邪不可干""邪之所凑,其气必虚",正气内虚,脏腑阴阳失调,是罹患肺癌的主要基础。正如《医宗必读·积聚》所说:"积之成者,正气不足,而后邪气踞之。"年老体衰,慢性肺部疾患,肺气耗损而成不足;或七情所伤,气逆气滞,升降失调;或劳累过度,肺气、肺阴亏损,外邪乘虚而入,客邪留滞不去,气机不畅,终致肺部血行瘀滞,结而成块。清代顾松园认为:"烟为辛热之魁。"长期吸烟,热灼津液,阴液内耗,致肺阴不足,久则气阴亏虚,加之烟毒之气内蕴,羁留肺窍,阻塞气道,而致痰湿瘀血凝结,形成瘤块。

邪毒侵肺,肺为娇脏,易受邪毒侵袭,如工业废气、石棉、矿石粉尘、煤焦和放射性物质等,致使肺气肃降失司,肺气郁滞不宣,进而血瘀不行,毒瘀互结,久而形成肿块。

脾为生痰之源,肺为贮痰之器。脾主运化,脾虚运化失调,水谷精微不能生化输布,致湿聚生痰,留于脏腑;或饮食不节,水湿痰浊内聚,痰贮肺络,肺气宣降失常,痰凝气滞;或肾阳不足,失于蒸化水饮,水饮上犯于肺,酿湿生痰,进而导致痰湿聚肺,气血瘀阻,毒聚邪留,郁结胸中,肿块逐渐形成。

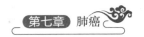

总之，肺癌是由于正气虚损，阴阳失调，邪毒乘虚入肺，邪滞于肺，导致肺脏功能失调，肺气郁滞，宣降失司，气机不利，血行瘀滞，津液失于输布，津聚为痰，痰凝气滞，瘀阻络脉，于是瘀毒胶结，日久形成肺部积块。因此，肺癌是因虚而得病，因虚而致实，是一种全身属虚，局部属实的疾病。肺癌的虚以阴虚、气阴两虚为多见，实则不外乎气滞、血瘀、痰凝、毒聚之病理变化。其病位在肺，但因肝主疏泄，脾主运化水湿，肾主水之蒸化，故与肝、脾、肾关系密切。

60 肺癌的中医治疗原则有哪些

扶正祛邪、标本兼治是治疗肺癌的基本原则。本病整体属虚，局部属实，正虚为本，邪实为标。肺癌早期，以邪实为主，治当行气活血、化瘀软坚和清热化痰、利湿解毒；肺癌晚期，以正虚为主，治宜扶正祛邪，分别采用养阴清热、解毒散结及益气养阴、清化痰热等法。临床还应根据虚实的不同，每个患者的具体情况，按标本缓急恰当处理。由于肺癌患者正气内虚，抗癌能力低下，虚损情况突出，因此，在治疗中要始终顾护正气，保护胃气，把扶正抗癌的原则，贯穿肺癌治疗的全过程。应在辨证论治的基础上选加具有一定抗肺癌作用的中草药。

61 对于肺癌中医如何辨证分型

（1）气血瘀滞：咳嗽不畅，胸闷憋气，胸痛有定处，如锥如刺，或痰血暗红，口唇紫暗，舌质暗或有瘀斑，苔薄，脉细弦或细涩。

（2）痰湿蕴肺：咳嗽，咯痰，憋气，痰质稠黏，痰白或黄白相兼，胸闷胸痛，纳呆便溏，神疲乏力，舌质淡，苔白腻，脉滑。

（3）阴虚毒热：咳嗽无痰或少痰，或痰中带血，甚则咯血不止，胸痛，心烦寐差，低热盗汗，或热势壮盛，久稽不退，口渴，大便干结，舌质红，舌苔黄，脉细数或数大。

（4）气阴两虚：咳嗽痰少，或痰稀而黏，咳声低弱，气短喘促，神疲乏力，面色㿠白，形瘦恶风，自汗或盗汗，口干少饮，舌质红或淡，脉细弱。

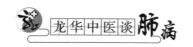

62 肺癌咳嗽的中医辨证特点是什么

　　咳嗽是肺癌最为常见的早期症状，患者常是阵发性呛咳，或呈高音调金属音的阻塞性咳嗽，无痰或仅有少量白色黏液痰。如痰郁化热，则咳嗽加剧，且见痰黄稠而黏，久则肺阴与肺气俱伤。肺阴伤则可见干咳、咯血；肺气伤则可见咳声低弱、短气等症。病至晚期则见咳声低怯、端坐喘息、声音嘶哑、唇绀、面浮肢肿等气血阴阳俱衰之症。

　　风寒袭肺治以宣肺止咳、疏风化痰为主，予三拗汤或杏苏散加减。痰浊壅肺治以健脾祛湿、益肺化痰为主，予六君子汤与三子养亲汤加减。肺阴亏虚治以养阴补虚、清肝利肺为主，予沙参麦冬汤或麦门冬汤加减。

63 肺癌咯血的中医辨证特点是什么

　　咯血时作时止，量可多可少，色或鲜红，或深暗，多兼泡沫，或痰中带血互不相混，伴腐肉而出；大络破损或癌巢破溃空洞形成可致出血不止，或阻塞气道窒息，或气随血脱，均可导致患者猝死。虚证咯血，多不能自止，痰血相混，久而不止。但多为先实而后虚，虚实夹杂。

64 肺癌胸痛的中医辨证特点是什么

　　肺癌患者多有程度不同的胸痛。肺癌早期胸痛不著，表现为胸闷满胀，疼痛而不固定，多以气滞为主；晚期邪毒浸渍，瘀血不行则疼痛较甚，固定不移，如锥如刺，甚至终日不休，痛不可耐，甚则破骨坏肉，痛不可按，不得转侧。

65 肺癌气急的中医辨证特点是什么

　　气急初期正气未大衰，表现为息高声粗，胸憋气急，多见实证。晚期邪毒盘踞日甚，肺之气阴俱损，则气短喘息而声息低怯，胸闷而不甚急，因少气不足以息故动则尤甚，静而喜卧不耐劳作，气息低微，此为邪实而正虚。

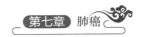

66 肺癌发热的中医辨证特点是什么

发热为肺癌常见之症，一般多属阴虚内热，见午后或夜间发热，或手足心热，伴有心烦、盗汗、口干、咽燥等症，发热亦可由痰瘀内阻、毒热内蕴引起，热势壮盛，久稽不退。

67 肺癌疼痛中医治疗方法有哪些

（1）中药内服止痛。

（2）中药外用止痛：①中药局部外搽；②中药止痛膏药外贴；③中药袋外用；④穴位用药止痛，穴位埋线、穴位注射、针灸止痛法。

68 治疗肺癌常用的中药分哪些种类

（1）清热解毒类：白花蛇舌草、半边莲、半枝莲、拳参、龙葵、马鞭草、蚤休、山豆根、蒲公英、野菊花、金荞麦、蝉蜕、黄芩、苦参、马勃、射干等。

（2）化痰散结类：瓜蒌、贝母、天南星、半夏、杏仁、百部、马兜铃、海蛤壳、牡蛎、海藻等。

（3）活血化瘀类：桃仁、大黄、穿山甲、三棱、莪术、鬼箭羽、威灵仙、紫草、延胡索、郁金、三七、虎杖、丹参等。

（4）攻逐水饮类：猪苓、泽泻、防己、大戟、芫花等。

69 治疗肺癌的常用单味中药有哪些

（1）射干：苦寒，入肺、肝二经。清热解毒、利咽消痰。对 S180 有抑制作用。临床常用于治疗喉癌、扁桃体癌、食管癌、咽喉癌、肺癌等。用量 9～15 克。

（2）山豆根：苦寒，入心、肺、大肠三经。清热解毒、消肿止痛，利咽。山豆根生物碱有实验抗癌作用，广山豆根 S180、S37、S14 和大鼠的实体型、腹水型、吉田肉瘤以及腹水型肝癌均有抑瘤作用。临床常用于治疗喉癌、食管癌、扁桃体癌、胃癌及肝癌等。主要含苦参碱、氧化苦参碱、三叶豆紫檀

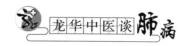

苷、黄酮类衍生物及酚类化合物。北豆根主要含蝙蝠葛碱、粉防己碱、山豆根碱等。

（3）七叶一枝花：又名（蚤休、重楼），苦微寒，有小毒，入肝经。清热解毒、消肿止痛，息风定痉。对 S180、S37 实体型肝癌有抑制作用。临床常用于治疗消化道癌瘤、肺癌、脑肿瘤及恶性淋巴瘤。用量 15 ～ 30 克。

（4）白花蛇舌草：甘淡凉，入胃、大肠、小肠三经。清热解毒，软坚散结，利水消肿。对 U14 有抑制作用，能刺激网状内皮系统增强白细胞的吞噬作用。临床常用于治疗各种常见癌瘤及消化道癌瘤。用量 30 ～ 60 克。

（5）白英（蜀羊泉）：苦微寒，入肝、胃二经。清热解毒，利水消肿。对 S180、WK256 有抑制作用，对人体肺癌有抑制作用。临床常用于治疗肝癌、胃癌、肺癌、膀胱癌及子宫颈癌等。用量 15 ～ 30 克。

（6）半枝莲：辛凉，入心、肺二经。清热解毒，利水消肿。对 S180 有抑制作用。临床常用于治疗各类常见肿瘤。用量 30 ～ 60 克。

（7）草河车：（红蚤休）苦微寒，入肝经，清热解毒。对 S180 有抑制作用。临床常用于治疗食管癌、胃癌、肝癌、肺癌及鼻咽癌等。用量 30 ～ 60 克。

（8）石上柏：甘平，入肺、大肠二经。清热解毒，凉血止血。对 S180、U14 有抑制作用，能延长实体瘤小鼠的生存期。临床常用于治疗鼻咽癌、肺癌及绒毛膜上皮癌等。用量 30 ～ 60 克。

（9）紫草根：甘咸寒，入肝、胃二经。清热解毒，透疹，凉血。对 S180 及绒毛膜上皮癌有抑制作用。临床常用于治疗肝癌、肺癌、白血病及绒毛膜上皮癌。用量 5 ～ 30 克。本品含乙酰紫草素及紫草素等多种醌类色素、脂肪酸、紫草多糖、黄酮和鞣质等化学成分。

（10）蛇莓：甘酸寒，入肝、胃二经。清热解毒，散瘀消肿。对 S180 及艾氏腹水癌有抑制作用。临床常用于治疗肝癌、肠癌、膀胱癌及乳腺癌等。用量 15 ～ 30 克。

（11）苦参：苦寒，入心、肝、胃、大肠五经。清热解毒，燥湿，祛风杀虫。对 S180、U14 及 EC 有抑制作用。临床常用于治疗子宫颈癌、肝癌、大肠癌及皮肤癌等。用量 9 ～ 30 克。本品含苦参碱等多种生物碱，苦参新醇等

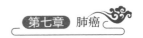

多种黄酮类化合物，苦参苯醌、大豆皂苷等成分。

（12）蒲公英：甘苦寒，入肝、胃二经。清热解毒，散结消肿。对人体肺癌有抑制作用。临床常用于治疗乳腺癌、肺癌、胰腺癌、癌性发热及甲状腺癌等。用量 15 ～ 60 克。

（13）天葵子：甘苦寒，有小毒，入心、小肠二经。清热解毒，利水消肿。临床常用于治疗肺癌、鼻咽癌、膀胱癌、肠癌、肾癌、前列腺癌及恶性淋巴肿瘤。用量 9 ～ 15 克。

（14）乌梅：酸平，入肝、脾、肺、大肠经。涩肠敛肺，杀虫生津。对 S180 有抑制作用。临床常用于治疗肠癌、肺癌等。用量 9 ～ 15 克。

（15）八月札：苦平无毒，入肝经。理气散结，解毒祛邪。对 S180、S37 有抑制作用。临床常用于治疗肝癌、胃癌、肠癌、肺癌及乳腺癌等。用量 9 ～ 30 克。

（16）干蟾皮：辛温有毒，入心、胃二经。解毒消肿，强心利尿，通窍止痛。对 S180 有抑制作用。临床常用于治疗各类癌瘤。用量：干蟾皮 9 ～ 15 克，蟾酥 0.03 ～ 0.06 克。

（17）草珊瑚：辛苦，微寒有毒。能清热解毒，活血化瘀，抗癌。临床常用于治疗胰腺癌、胃癌、直肠癌、肝癌、食管癌、肺癌、急性白血病等多种肿瘤。

（18）仙人掌：苦寒。能清热解毒，消肿止痛，健胃。临床常用于治疗肺癌、胃癌、腮腺癌、癌性疼痛。用量 30 克。

（19）鱼腥草：辛寒，归肺、胃、肝、膀胱经，清热解毒，清泻肺热，清利湿热。临床常用于治疗肺癌、喉癌、鼻咽癌、甲状腺癌、乳腺癌、肝癌等。用量 15 ～ 30 克。

（20）半边莲：辛甘寒，归心、小肠经。清热解毒，利尿消肿。临床常用于治疗肺癌、肝癌、胃癌、肠癌。用量 30 ～ 60 克。

（21）天花粉：甘、微苦微寒，归肺、胃经。清热泻火，生津止渴，润燥化痰，解毒，活血消肿。对 U14、S180、EC 有抑制作用。临床常用于治疗乳腺癌、绒毛膜上皮癌、肝癌、宫颈癌、癌性胸腹水等。用量 15 ～ 30 克。

（22）山慈菇：辛寒，有小毒，归肝、胃经。清热解毒，消肿散结。对 S180 艾氏腹水癌及 WK256 有抑制作用。临床常用于治疗乳腺癌、甲状腺癌、皮肤癌、恶性淋巴瘤、良性瘤等。用量 3～9 克。

（23）夏枯草：辛苦寒，入肝、胆二经。清热泻火，软坚散结。对 S180、U14 有抑制作用。临床常用于治疗胃癌、甲状腺癌、乳腺癌、肝癌及恶性淋巴瘤等。用量 15～30 克。

（24）海藻：咸寒，入肝、胃、肾三经。化痰散结，利水消肿。海藻提取物有抑制肿瘤作用。临床常用于治疗甲状腺癌、胃癌、肝癌、肺癌及恶性淋巴瘤等。用量 15～30 克。

（25）猫爪草：辛温平，有小毒，入胆经。解毒消肿，软坚散结。对小鼠 S180、S37、EC 有抑制作用。临床常用于治疗恶性淋巴瘤、甲状腺癌、乳腺癌等。用量 15～30 克。

（26）僵蚕：咸辛平，归肝、肺、胃经。息风止痉，祛风通络止痛，化痰散结。对 S180 有抑制作用。临床常用于治疗脑瘤、肺癌、喉癌、神经系统肿瘤及恶性淋巴瘤。用量 9～15 克。

（27）斑蝥：辛，微寒，有毒，入肝、胃二经。破血，攻毒，散结。对 S180、SAK、ARS 腹水型及实体型均有抑制作用。临床常用于治疗肝癌、食管癌、乳腺癌、肺癌、胃癌及皮肤癌等。用量 0.3～0.6 克。

（28）天南星：辛苦温，有毒，归肺、肝、脾经。燥湿化痰，祛风止痉，消肿散结，止痛。鲜天南星提取物对 S180 有抑制作用。临床常用于治疗肺癌、食管癌、子宫颈癌等。用量 9～15 克。

（29）瓜蒌：甘，微苦寒，归肺、大肠经。清热化痰，宽胸散结，润肠通便。对肉瘤及肿瘤导致的腹水均有抑制作用，临床常用于治疗胃癌、肠癌、乳腺癌、肝癌、胰腺癌等。用量 9～30 克。

（30）石见穿：苦辛平，入肝经。清热解毒，活血化瘀。对 S180 有抑制作用。临床常用于治疗食管癌、胃癌、肠癌及其他常见肿瘤。用量 15～30 克。

（31）赤芍：辛苦微寒。归肝、心经。清热凉血，活血化瘀。临床常用于治疗各种肿瘤。用量 10～15 克。

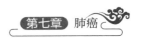

（32）半夏：辛，温，有毒，归肺、脾、胃经。燥湿化痰，止咳，降逆止呕，消肿散结止痛。临床常用于治疗肺癌、宫颈癌、食管癌、胃癌、舌癌等。用量9～15克。

（33）人参：甘，微温，归肺、脾、心、肾经。大补元气，补肺脾心肾气，生津，安神益智。人参提取物治疗肿瘤抑制率为15%～48%。临床常用于治疗各种常见肿瘤导致的气虚或虚脱者。

（34）白术：甘苦温，归脾、胃经。补脾气，燥湿，利水，固表止汗，安胎。对S180有抑制作用。临床常用于治疗肺癌、胃癌、肠癌、肝癌及子宫颈癌等。

（35）百合：甘微寒，归肺、心、胃经。补肺心阴，清肺心热，止咳祛痰，安神。对S180、U14有抑制作用。临床常用于治疗肺癌、淋巴肉瘤。用量15～30克。

（36）天冬：甘苦寒，归肺、肾、胃经。补肺肾胃阴，清肺胃热，降肾火，止咳祛痰。对S180有抑制作用。临床常用于治疗肺癌、胃癌及乳腺癌。用量9～15克。

（37）补骨脂：甘涩苦温，归肾、脾经。补肾阳，温脾阳，止泻，缩尿，固精，平喘。对S180、EC有抑制作用，有升提白细胞的作用。临床常用于治疗肺癌、肠癌、骨肉瘤。

（38）黄芪：甘，微温，归脾、肺经。补脾肺气，升阳举陷，益卫固表，利尿，托毒生肌。各种肿瘤（气虚）用量15～30克。凡肿瘤患者因脾肺气虚所致面色欠华，倦怠无力，纳少便溏，吐血便血，咳喘气短，痰多稀白，少气懒言，乏力自汗，心悸失眠，气虚发热，浮肿尿少等均可用之。

70 治疗肺癌的常用中成药有哪些

（1）金复康口服液

【成分】黄芪、北沙参、麦冬、女贞子（酒制）、山茱萸、绞股蓝、胡芦巴（盐炒）、石上柏、石见穿、重楼、天冬。

【功效】益气养阴，清热解毒。用于原发性非小细胞肺癌气阴两虚证不适

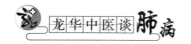

合手术、放疗、化疗的患者，或与化疗并用，有助于提高化疗效果，改善免疫功能，减轻化疗引起的白细胞下降等副作用。

【用量】口服，一次30毫升，一日3次。

（2）平消片

【成分】郁金、马钱子粉、仙鹤草、五灵脂、白矾、硝石、干漆（制）、枳壳（麸炒）。

【功效】活血化瘀，散结消肿，解毒止痛。对毒瘀内结所致的肿瘤患者具有缓解症状、缩小瘤体、提高机体免疫力、延长患者生存时间的作用。

【用量】口服。一次4～8片，一日3次。

（3）康艾注射液

【成分】黄芪、人参、苦参素。

【功效】益气扶正，增强机体免疫功能。用于原发性肝癌、肺癌、直肠癌、恶性淋巴瘤、妇科恶性肿瘤；各种原因引起的白细胞低下及减少症。慢性乙型肝炎的治疗。

【用量】缓慢静脉注射或滴注；一日1～2次，每日40～60毫升，用5%葡萄糖或0.9%生理盐水250～500毫升稀释后使用。

（4）华蟾素注射液

【成分】干蟾皮提取物。

【功效】解毒，消肿，止痛。用于邪毒壅聚所致的中、晚期肿瘤，慢性乙型肝炎等症。

【用量】静脉滴注，一日1次，一次10～20毫升（2～4支），用5%的葡萄糖注射液500ml稀释后缓缓滴注。

71 治疗肺癌的常用药膳有哪些

（1）南杏桑白煲猪肺：甘寒滋养性药膳，对肺气不平，大便燥热，阴虚潮热之干咳、呕血等症显效，每次取南杏仁、桑白皮各15克，煲猪肺半只，饮汤食猪肺。

（2）冰糖杏仁糊：甜杏仁15克，苦杏仁3克，粳米50克，冰糖适量。

将甜杏仁和苦杏仁用清水泡软去皮，捣烂加粳米、清水及冰糖煮成稠粥，隔日吃一次。具有润肺祛痰、止咳平喘、润肠等功效。

（3）银杏蒸鸭：白果 200 克，白鸭 1 只。白果去壳，开水煮熟后去皮、蕊，再用开水焯后混入杀好去骨的鸭肉中。加清汤，笼蒸 2 小时至鸭肉熟烂后食用。此药膳可经常食用，能补虚平喘，利水退肿，适宜于晚期肺癌喘息无力、全身虚弱、痰多者。

72 肺癌患者便秘怎么辨证治疗

化疗药物或癌痛治疗引起肺癌患者便秘，严重影响生存质量。

（1）肠胃积热型

症状：大便干结，腹胀腹痛，面红身热，口干口臭，心烦不安，小便短赤，舌红苔黄燥，脉滑数。

治法：泻热导滞，润肠通便。

方药：麻子仁丸。

方中大黄、枳实、厚朴通腑泄热，火麻仁、杏仁、白蜜润肠通便，芍药养阴和营。此方泻而不峻，润而不腻，有通腑气而行津液之效。若津液已伤，可加生地黄、玄参、麦冬以养阴生津。

（2）肝气郁滞型

症状：大便干结，或不甚干结，欲便不得出，或便而不畅，肠鸣矢气，腹中胀痛，胸胁满闷，嗳气频作，饮食减少，舌苔薄腻，脉弦。

治法：顺气导滞。

方药：六磨汤。

方中木香调气，乌药顺气，沉香降气，大黄、槟榔、枳实破气行滞。可加厚朴、香附、柴胡、莱菔子、炙枇杷叶以助理气之功。若气郁日久，郁而化火，可加黄芩、栀子、龙胆草清肝泻火；若气逆呕吐者，可加半夏、旋覆花、代赭石；若七情郁结、忧郁寡言者，加白芍、柴胡、合欢皮疏肝解郁。

（3）气虚津亏型

症状：粪质并不干硬，也有便意，但临厕排便困难，需努挣方出，挣得

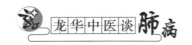

汗出短气，便后乏力，体质虚弱，面白神疲，肢倦懒言，口干欲饮，盗汗，舌淡或红，苔白或干，脉弱。

治法：补气润肠，健脾升阳，养阴生津。

方药：黄芪汤、生脉散、增液汤加减。

方中黄芪大补脾肺之气，为方中主药，火麻仁、白蜜润肠通便，陈皮理气。若气虚较甚，可加人参、白术，"中气足则便尿如常"，气虚甚者，可选用红参；若肺气不足者，可加用生脉散。

73 肺癌怎么预防

本病虽然无确切的方法可以预防，然而加强锻炼，增强机体抗病能力，避免接触致癌因素，是可以降低发病率的。目前已公认吸烟是引起肺癌的一个比较重要的因素，所以应积极宣传吸烟的害处，提倡戒烟。应加强防护，避免或减少接触苯并芘、石棉、煤焦油、电磁辐射等致癌因素。对肺癌易感人群做好防癌普查工作也是早期发现肺癌的重要手段。

74 肺癌患者生活起居如何调理

患者应保持心情开朗，起居有时，室内空气新鲜，注意防寒保暖，防止外邪袭肺造成肺部继发感染。饮食宜少吃黏腻、辛辣刺激之物，多吃香菇、薏苡仁、海带等有一定抗癌作用的食物。病情重者应注意观察体温、血压、呼吸、脉搏的情况及痰量、痰的颜色，尤其要注意保持呼吸道通畅。

75 对肺癌患者应该如何护理

（1）心理护理：肺癌患者心理护理的实施，首先要抓好四要素：前提、基础、关键和核心。良好的医患关系是心理护理的前提；护士与患者家属的默契配合是实施心理护理的基础；正确掌握患者的心理特点是心理护理的关键；帮助患者正确认识疾病，积极配合诊断治疗，激发患者潜在的生存意识，提高机体的抗病能力是心理护理的核心，护理人员通过做好四要素而使患者以最佳心态配合治疗。

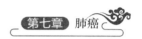

（2）预防感染：密切观察患者外周血象，每日护理查房问诊后，对心血管、呼吸、消化、泌尿、运动、神经等系统进行认真检查和记录。除做好病房、被褥消毒外，还要做好口腔黏膜、皮肤、会阴部的清洁消毒；指导患者注意休息，不去其他病房走动，减少探访，避免交叉感染。嘱患者不要随便抠鼻，防止鼻腔出血；用软毛牙刷刷牙，防止牙龈出血。

（3）做好健康教育指导：对于出现轻、中度腹泻的患者，观察评估并记录大便次数、颜色、性状和量及肛周皮肤受刺激情况，协助患者做好肛周皮肤护理，告知患者便后清洁肛门的重要性；指导患者进食易消化、含纤维素少的流质、半流质食物，避免辛辣、生冷、过硬及过于油腻的食物。

（4）皮肤毒性反应护理：嘱患者避免搔抓，注意保持皮肤的清洁干燥，避免发生感染。

（5）肌肉酸痛反应护理：常发生于化疗2～3天，多数1周左右恢复正常。除按医嘱给予止痛药外，应注意向患者解释，让其知道这种症状是可逆的。并协助其日常生活，按摩酸痛处，帮助其转移注意力，减轻其不适，条件许可的情况下可以进行理疗。

76 肺癌患者忌吃什么

（1）忌烟、酒。

（2）忌暴饮暴食、油腻食物，忌盐腌、烟熏、火烤和油炸的食物，特别是烤焦了的食物。

（3）忌生葱、生蒜、花椒、辣椒、桂皮等辛辣刺激性食物。

（4）忌霉变、腌制食物，如霉花生、霉黄豆、咸鱼、腌菜等。

（5）忌多骨刺、粗糙坚硬、黏滞不易消化及含粗纤维食物。

（6）忌味重、过酸、过甜、过咸、过冷、过热以及含气过多食物。

（7）腹水患者忌多盐多水食物。

（8）凝血功能低下，特别是有出血倾向者和介入治疗后，忌蝎子、蜈蚣以及具有活血化瘀作用的食物和中药。

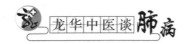

77 针对肺癌患者咳嗽、咯血的症状，可以吃什么药食同源的食品

中医学里有许多养阴润肺和止咳止血、收敛的药方和食方，例如有养阴润肺作用的食物有杏仁、海蜇、百合、荸荠等，而藕节、莲子、柿子、鸭梨、山药、百合、白木耳等都有止咳、收敛止血的作用。根据民间的验方，肺癌患者还可以吃蛤蚧、龟甲膏、龟肉、糯米等滋阴补养的食品。

78 肺癌患者化疗期间可以吃什么

肺癌患者化疗期间应该本着高蛋白、高热量、易消化、低脂肪的原则安排饮食。各种肉类、鱼类的蛋白质营养价值和热量较高，在主食上应该粗细搭配，力求多样化。多吃些玉米、黑豆、黑芝麻、花生、小米、黑米等营养价值高的食品，多食蔬菜和水果，因其中含有人体所必需的营养素，尤其是各种维生素和纤维素，如卷心菜、菜花、白萝卜、油菜、香菇、银耳、苹果、梨、大枣、猕猴桃、柑橘类等。

79 肺癌患者化疗中出现食欲不振、恶心呕吐，可以吃什么进行调理

山楂、白扁豆、白萝卜、鲜芦根、鲜藕、姜汁、薏米、陈皮等，熬粥频服，可健脾开胃、降逆止呕。

80 艾灸疗法可以用于治疗肺癌患者化疗中出现的胃肠道反应吗

可以。中医学认为呕吐是一种症状，是由于胃失和降，气逆而上所致。治疗化疗所致恶心呕吐的关键是益气健脾，降逆和胃。艾灸疗法具有温中祛寒、调理气血、健脾固肾回阳之功效。而且艾灸与针灸相比有热效应作用，能使患者的免疫功能得到显著提高。

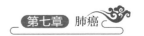

81 艾灸哪些穴位可以治疗肺癌患者化疗中出现的胃肠道反应

足三里和神阙穴。足三里穴位于犊鼻下三寸，胫骨旁开一横指处，归足阳明胃经，专司胃腑病症，有强健脾胃、降逆止吐、调和气血的功效，同时兼有强壮保健、扶正培本的作用，可调理胃肠功能，胃弛缓时刺激该穴会使胃壁肌肉收缩加强，而胃紧张时能使之弛缓，还可调解幽门痉挛、抑制胃气上逆的神经环路，有良好的止吐作用。神阙穴，即肚脐，又名脐中，属任脉，有承上启下的作用，具有调和脾胃、益气养血、温通元阳等功效。

82 肺癌患者术后的饮食该如何调配

手术后根据病情来确定饮食，有的患者在手术第二天就可以进食，但要从流食开始，食物要清淡、细软、易消化吸收，因为手术创伤会引起消化系统的功能障碍，所以在食物选择时，不要急于求成。要从最简单开始，若胃肠道无不良反应时，再过渡到半流食、普食。在手术后的一周内，除食用流食、半流外，还要补充要素膳，补充体内的营养。待能正常进食时，再取消要素膳。不论手术前后，都要多吃新鲜蔬菜和水果，如绿、黄、红蔬菜、香菇、黑木耳、芦笋、柠檬、红枣等，因果蔬中含有丰富的维生素 C，是抑癌物质，能够阻断癌细胞的生成。

83 对肺癌患者的情志该如何护理

根据中医五行生克理论，运用情志相胜的方法可以改善患者的不良情绪，即悲胜怒、恐胜喜、怒胜思、喜胜忧、思胜恐。如忧为肺志，五行属金。肺主气司呼吸，主宣发肃降，布散水津，外合皮毛。过度悲忧，悲则气消，意志消沉，致宗气生成不足或肺气失宣，可见形体憔悴，悲观失望，沮丧厌世，长吁短叹或咳嗽气喘、生痰，久则可致毛发不荣等症。常言道"人逢喜事精神爽"，以欢喜之事或可笑之言行，分散患者集中于忧悲之事的注意力，宽解心怀，可使忧悲患者振作精神。喜属火，火克金，故想方设法使患者感到欢快喜悦，可以有效地消除悲伤与忧郁的情绪。

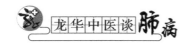

84 肺癌化疗患者可以吃哪些药膳

肺癌化疗患者多体虚宜补,可以吃的药膳有黄芪炖乌鸡、花生衣煮水、红枣煮鸡蛋,还有乌鱼、灵芝、冬菇、冬虫草汤等。

85 肺癌患者该如何锻炼身体

体育锻炼对保持健康的身体及预防疾病有着重要作用,《三国志·华佗传》中说"动摇则谷气得消,血脉流通,病不得生,譬犹户枢,终不朽也";中医早有"导引"与"吐纳"的锻炼方法。所谓"导引",是指"摇筋骨,动肢节",通过有规律的呼吸和全身肢体的适量运动,以疏利关节,调和气血,提高抗病能力。五禽戏、太极拳就是在导引术的基础上发展而成的。"吐纳"是一种内养功,通过静心思念、集中精神,与特殊的呼吸方法相配合,以调节体内阴阳平衡,如六字诀。化疗期间应进行适当的体育锻炼,以保证血气调和,关节疏利。同时,通过这些功法的锻炼,也可以增强患者体质,减少化疗的毒副作用。

86 使用顺铂化疗的肺癌患者出现呕吐该如何护理

顺铂致吐性较强,患者用药 3 ～ 4 天后常出现呕吐,甚至呕吐频繁、剧烈。应告知患者可能出现呕吐及应对方法,使其有心理准备。顺铂经由肾脏排泄,在用药结束后 2 小时左右排出。用药期间液体输入量在每天 3000 毫升左右,同时鼓励患者多饮水,观察、记录尿量,保持尿量每天 2500 毫升左右,如尿量过少应告知医生及时处理。

87 肺癌患者手术后如何进行呼吸锻炼

(1)深呼吸:嘱患者麻醉清醒后,每隔 2 ～ 3 小时左右深呼吸 15 次,直到 48 ～ 72 小时胸腔引流管拔除为止。

(2)腹式呼吸:让患者仰卧,两手分别放于胸、腹部,膝关节屈曲。深吸气时,尽可能使腹部膨起,放于腹部的手随着腹部的隆起而抬高,被确认

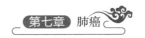

为吸气有效。然后将空气慢慢地吐出，放于腹部的手向内上方压，帮助膈肌上移。使用腹肌咳嗽，双手合拢放于上腹部，帮助用力。

（3）辅助呼吸活动：随患者呼气动作，用手压迫胸廓，使吸气时胸廓扩张，增加吸气量和气流速度，并促进气管内分泌物移动，从而促进残存肺的扩张。

88 什么体质的人容易得肺癌

据临床观察，肺癌患者体质类型以气虚质、阴虚质、血瘀质多见。肺主气，司呼吸，故气虚质者肺脏更易功能失调，导致气血津液运行失常，壅滞于肺，日久渐积而成肺癌；阴虚质者，肺脏容易阳热内生，热灼津伤，肺失宣降，而受到癌毒侵袭。另外，癌毒侵袭人体也易耗气伤阴，导致阴虚内热，肺癌的放化疗也易燥热伤阴。由于"肺朝百脉"的生理功能，血瘀质者血液更易壅滞于肺，形成肿块。

89 气虚体质的肺癌患者有哪些临床表现？中医如何治疗

肺癌属气虚质者，临床多表现为肺癌伴有咳嗽无力，咳痰清稀，神疲乏力，气短懒言，面白无华，自汗畏风，舌淡苔白，脉弱。治宜补肺益气。临床常用玉屏风散合六君子汤加减，常用药包括人参、黄芪、白术、茯苓、炙甘草、半夏、陈皮等。

90 阴虚体质的肺癌患者有哪些临床表现？中医如何治疗

肺癌属阴虚质者，临床多表现为干咳少痰或痰中带血、声音嘶哑、口燥咽干、五心烦热、潮热盗汗、两颧潮红，舌红少苔乏津，脉细数。治宜滋阴润肺。临床常用百合固金汤加减，常用药：熟地黄、生地黄、当归、白芍、甘草、桔梗、玄参、川贝母、麦冬、百合等。

91 血瘀体质的肺癌患者有哪些临床表现？中医如何治疗

肺癌属血瘀质者，临床多表现为固定刺痛，入夜尤甚，面色黧黑，唇甲青紫，皮下紫斑，肌肤甲错，舌质紫暗，有瘀点或瘀斑、舌下络脉曲张，脉

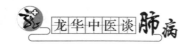

多细涩或结代。临床常用血府逐瘀汤加减，常用药：桃仁、红花、当归、生地黄、川芎、赤芍、牛膝、桔梗、柴胡、枳壳、甘草等。

92 常用治疗肺癌咳嗽的中成药有哪些

抗癌中成药治疗肺癌咳嗽具有现成可用、适应急需、存贮方便、可随身携带等优点。包括①参芪扶正注射液：参芪扶正注射液联合化疗安全有效，对肺癌咳嗽疗效较好。②喘可治注射液：其主要成分为淫羊藿、巴戟天，具有温阳补肾、平喘止咳功能。研究发现，喘可治注射液可明显改善老年晚期非小细胞肺癌咳嗽、咳痰等症状，并能有效减轻化疗不良反应。③复方苦参注射液：研究发现，复方苦参注射液能够使肺癌患者咳嗽、呼吸困难、胸痛等症状均明显改善。④止咳祛痰灵合剂（由射干、紫菀、桔梗、甘草按 5 : 5 : 3 : 1比例组成）：研究发现，止咳祛痰灵对肺癌咳嗽患者疗效较好。⑤理肺散结丸（由黄芪、桑白皮、杏仁、枳壳、桔梗等中药组成）：研究发现，理肺散结丸联合化疗可较好改善肺癌患者咳嗽、咯血等症状。⑥苏黄止咳胶囊（由麻黄、紫苏叶、前胡、五味子、地龙等组成）：研究发现，苏黄止咳胶囊治疗肺癌咳嗽安全有效。多项临床试验显示，选择恰当的扶正祛邪抗癌中药针剂、口服中成药与化疗或靶向治疗联用，对肺癌咳嗽可起到减毒增效的作用。

93 中药穴位敷贴可以治疗肺癌咳嗽吗？其主要作用是什么

可以。中药敷贴于所需穴位或患部，可使药力直达病灶发挥作用，并使药性通过皮毛腠理而由表及里，循经络传至脏腑，以调节脏腑气血阴阳，扶正祛邪，达到治愈疾病之目的。

94 有哪些常用于治疗肺癌咳嗽的中药穴位敷贴方法

①中药硬膏止咳方（由白芥子 12 克，甘遂 3 克，细辛 3 克，丁香 3 克，牙皂 15 克，川草乌 6 克，肉桂 15 克，白附子 16 克，洋金花 2 克，川椒 3 克，樟脑 3 克加工制成膏剂）外敷天突和定喘穴。

②白芥子散（由白芥子、延胡索、甘遂、细辛、麻黄按 2 : 2 : 1 : 1 : 1 比

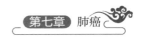

例混合研磨调制而成）穴位敷贴（取穴大椎、风门、肺俞、膈俞、膻中、天突、膏肓、脾俞、肾俞、命门）。

95 穴位埋线可以用于治疗肺癌咳嗽吗？其主要作用是什么

可以。穴位埋线通过针具和药线在穴位内刺激经络、平衡阴阳、调和气血、调整脏腑，对中西药物久治不愈的许多慢性病和疑难病症，常常有意想不到的神奇疗效。

96 穴位埋线治疗肺癌咳嗽常选用哪些穴位

肺俞、风门、定喘、足三里。

97 中医药对接受化疗的肺癌患者起到了怎样的作用

化疗的患者往往有乏力、头晕、纳少、恶心呕吐、大便溏薄等气血亏虚、脾胃虚弱的表现。治疗时以益气养血、健脾益胃为主，选择八珍汤、参苓白术散等中药汤剂可以改善患者的这些不适症状。

98 中医药对接受放疗的肺癌患者起到了怎样的作用

放疗后患者的证候特点以阴虚为主。中医治疗以益肺养阴，补益肝肾为主。可选择六味地黄丸、增液汤，多选用西洋参、沙参、生地黄、天冬、麦冬等药物，可以明显改善患者的症状。

99 中医药对接受手术的肺癌患者起到了怎样的作用

局部手术切除肿瘤后，患者气血进一步受损，出现正气亏虚。表现为气短、乏力、纳呆，治以补益气血为主。使用生脉散、归脾汤、十全大补汤等，多选用冬虫夏草、当归、黄芪、西洋参、熟地黄、龟甲、五味子等配伍，以改善患者的症状。

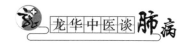

100 中医是如何认识晚期肺癌的

晚期肺癌患者的中医证候特点是以虚证为主，主要表现为气虚和阴虚，同时存在邪实，主要为血瘀和痰浊交阻。

101 中医如何治疗晚期肺癌

针对晚期肺癌的中医病因病机，治则以扶正祛邪为主，扶正以益气养阴为主，祛邪以活血理气、化痰降浊为主，方选生脉散合沙参麦冬汤，酌加瓜蒌、浙贝母、夏枯草、半枝莲、天门冬、蟾皮、天南星、蜈蚣、赤芍、莪术等。由于正气虚损是肺癌发生、发展的根本原因，因此在治疗中应始终注意扶助正气，顾护胃气，服用扶正中药时不要过用滋腻苦寒之品，以免碍胃伤胃。

102 中医是如何认识肺癌晚期出现疼痛的

中医学认为癌痛的病机主要为邪毒内陷、瘀血阻滞、津液干涸、经络痹阻等。

103 肺癌晚期患者出现疼痛，可以选用经络腧穴按摩的方法吗

可以。经络腧穴按摩可以通过刺激局部，起到疏通经络、解痉止痛的作用。

104 肺癌晚期患者出现疼痛，可以按摩哪些穴位

可以选择孔最、云门、足三里、内关、合谷依次进行经络腧穴按摩。指导患者（不能操作的患者由家属代替按摩）选穴和穴位按摩的方法及技巧，发放穴位按摩示意图资料，并进行实际操作示范。每个穴位按摩压力由轻到重，当患者感到酸、胀、痛时，再持续 3 秒，后再由重到轻，重复以上过程。每日午饭后和睡前各 1 次，每次 15 ～ 20 分钟，7 天为 1 个疗程。

第八章 气 胸

1 什么叫气胸

气胸是一种骤然出现一侧胸痛伴呼吸急促困难的肺系病证，多在提重物、咳嗽、剧烈运动、用力屏气后发病。

2 中医是如何认识气胸的

气胸一般归于中医学"胸痛""胸满""喘促"等范畴。中医书籍没有专门的"气胸"病名，但论述有关类似的症状也不少。《素问·至真要大论》指出："诸气膹郁，皆属于肺。"《丹溪心法·咳嗽》指出："肺胀而嗽，或左或右，不得眠，壅遏不得眠者难治。"《景岳全书·喘促》说："气喘之病最为危候，治失其要，鲜不误人，欲辨之者，亦惟二证而已，所谓二证者，一曰实喘，一曰虚喘也。"《灵枢·胀论》说："肺胀者，虚满而咳喘。"这些论述说明古人对本病已有一定的认识。

3 气胸的中医病因病机是什么

本病的发生多因本虚标实，久病肺虚，致痰瘀潴留，肺气壅滞，肺不敛降，气还肺间，胸膺胀满而成，并逐渐损及肺、肾、心，每因劳累、复感外邪而诱使病情发作或加剧。

229

（1）久病肺虚：内伤久咳、久哮、久喘、肺痨等慢性肺系疾病是引起气胸的原发病。肺病迁延失治，一方面肺病则宣降失常，津液不布或久病肺气虚损，气不布津，津液凝聚为痰浊，肺阴虚火旺灼津为痰，痰浊潴留伏于肺间，肺气壅滞，久则气还肺间，肺气胀满不能敛降而成气胸。另一方面，痰浊滞留日久，气滞血瘀，或肺虚不能助心，致痰浊与瘀血互结，痰瘀滞留心肺，进一步加重肺气胀满，肺气不能敛降而成为肺胀、气胸。此外，长期吸烟，吸入粉尘，亦是损伤肺脏，肺失宣降的重要因素。

（2）感受外邪：久病肺虚，卫外不固，易致六淫外邪反复侵袭。肺中痰瘀内结也是外邪入侵的重要因素。外邪犯肺，越加闭郁肺气，损伤肺脏，加重痰瘀的形成，肺络失和，肺膜损伤，反复感邪是诱发气胸的主要原因。

本病多属本虚标实，但有偏实偏虚的不同，且多以标实为急。发病时则偏于标实，平时偏于本虚。本虚早期多属气虚，气阴两虚，由肺及肾，晚期气虚及阳，以肺、肾、心为主，或阴阳两虚。综上所述，久咳、久哮、久喘、长期吸烟，以及复感外邪，使肺之体俱损，呼吸出入不利，痰瘀阻结气道，肺气壅滞，气还肺间，导致肺体胀满，张缩无力，不能敛降而成为气胸。

4 西医对气胸的发病原因和机制是怎样认识的

气胸按其发病原因分为创伤性和自发性两类。前者多因胸部刺伤、挫伤、肋骨骨折，以及各种手术、穿刺等伤及胸膜及肺组织所致。后者自发性气胸又可再分为继发性气胸和特发性气胸两类。继发性气胸常继发于各种肺脏疾病，如慢性阻塞性肺疾病、肺结核、肺癌、肺脓肿、尘肺等，在此基础上形成肺大疱或直接损伤胸膜所致。特发性气胸是指在常规 X 线检查肺部无明显病变的健康者身上发生的气胸，可能与非特异性炎症瘢痕或肺组织先天性发育不良有关。

剧咳、屏气、用力过猛，甚至大笑等，均能诱发气胸。气胸发生后，胸膜腔内压力升高，由正常情况下的负压变成 0 左右（称之为交通型或开放型气胸），甚至正压（称之为高压型或张力型气胸），此时肺组织受压，容积缩小，致使静脉回心血流受阻，产生不同程度的心、肺功能障碍。

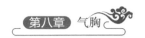

5 什么情况下应考虑发生了气胸

气胸是呼吸病急症，气胸的两大症状是胸痛和呼吸困难。当骤然出现一侧胸痛伴呼吸急促困难时应警惕有无气胸发生，若发生气胸应及时至医院就诊。

6 气胸确诊困难吗

本病以骤然出现一侧胸痛伴呼吸急促困难为主要症状外，结合病侧呼吸音减弱甚至消失的体征不难明确诊断。实验室辅助检查主要通过胸片，可见肺向肺门萎缩呈圆形阴影，外缘呈弧形或分叶状，并可见气胸压缩线，其外侧透亮度增高，无肺纹理，严重时可见纵隔及心脏移向健侧。

7 气胸应注意与哪些疾病相鉴别

（1）喘息性慢性支气管炎：多见于中老年人，有慢性咳嗽史，喘息常年存在，有加重期，有肺气肿体征，两肺可闻及湿啰音，胸片示：两肺纹理粗乱。

（2）支气管哮喘与阻塞性肺气肿：两者的症状、体征与自发性气胸相似，但肺气肿呼吸困难是缓慢加重的，支气管哮喘患者有多年哮喘反复发作史，当哮喘和肺气肿患者呼吸困难突然加重且有胸痛，则有可能并发气胸，X线检查可作鉴别。

（3）肺大疱：巨形肺大疱常被误诊为气胸，肺大疱起病缓慢，呼吸困难并不严重，穿刺测压，压力在大气压上下，从不同角度做胸部透视可见圆形透光区，疱内有细小的条状纹理，为肺小叶或血管的残迹。抽气后，大疱大小无明显改变。

（4）急性心肌梗死：亦有突然胸痛，胸闷，甚至呼吸困难、休克等表现，但常有高血压、动脉粥样硬化等病史，体征、心电图、X线检查，血清酶学有助于鉴别。

（5）肺梗死：肺梗死的临床表现与自发性气胸酷似，亦有胸痛、呼吸困

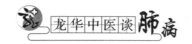

难及发绀等症状，但肺梗死患者多伴有咯血、低热，常常发生于长期卧床的老年患者，或者有栓塞性静脉炎、骨折、严重心脏病、心房颤动等病史，体检及 X 线检查，血清酶学检查有助于鉴别。

8 气胸的中医辨证要点是什么

一般而言，突发性气胸起病较急，来势较猛，而且都在剧烈的运动下发作，所以初起多属实证。而气胸反复发作，病程较长，来势缓慢，有时在无任何诱因下发病，则往往因肺气虚损，以致肺泡薄弱，容易破裂，肺气不能肃降，气促而喘，反复发作后常成气阴两虚。气胸临床见证有虚实之分，实则以清肺化痰，活血化瘀为治法，虚则根据"虚则补之"这个理论，采用益气养阴为治法。实证型气胸发病骤然，以年青人多见，剧烈运动或外伤史为诱因。虚证型气胸发病缓慢，以老年人及顽固性气胸多见。

9 气胸中医辨证有哪些证型

气胸实证有肝郁气滞、气滞血瘀、痰热壅肺 3 个证型；虚证有肺气亏虚、肺阴不足、肺脾两虚、肺肾亏虚 4 个证型。

10 对肝郁气滞型气胸中医如何辨证论治

证候：胸胁胀痛，咳甚则引及胸背肩臂，患侧尤甚，气短，气促，口苦苔薄白，脉弦。

治法：疏肝理气，和络止痛。

方药：柴胡疏肝散加减。

常用药：柴胡、枳壳、香附、陈皮、白芍、甘草、川芎。若胸胁痛甚加青皮、延胡索；气急气促加入苏子。

11 对气滞血瘀型气胸中医如何辨证论治

证候：胸胁刺痛，痛有定处，气急气促，面色苍白，舌质紫暗，脉沉涩。

治法：活血化瘀，疏肝通络。

方药：血府逐瘀汤加减。

常用药：当归、川芎、桃仁、红花、赤芍、地黄、牛膝、柴胡、枳壳、桔梗、甘草。若胁痛甚则加香附、川楝子；气急气喘加苏子降逆定喘。

12 对痰热壅肺型气胸中医如何辨证论治

证候：胸痛，咳嗽，气促，咯痰黄稠，口干，大便秘结，尿黄，舌苔黄厚，脉滑数。

治法：清热涤痰，行气止痛。

方药：桑白皮汤加减。

常用药：桑白皮、大黄、黄芩、瓜蒌皮、浙贝母、鱼腥草、苏子、法半夏、枳壳、苇茎、葶苈子。

13 对肺气亏虚型气胸中医如何辨证论治

证候：喘促短气，气怯声低，自汗畏风，面色白，咳嗽痰白，一侧胸痛，苔薄白，舌质淡，脉细弱或虚大。

治法：补肺固卫，益气平喘。

方药：玉屏风散加味。

常用药：黄芪、白术、防风、党参、五味子、茯苓、甘草。若营卫不和加桂枝、白芍、生姜；气喘胸痛加入胡颓叶、黄荆子、川芎、郁金。

14 对肺阴不足型气胸中医如何辨证论治

证候：干咳，咳声短促，痰少，胸闷气促，口干欲饮，舌质红，少苔，脉细数。

治则：养阴润肺止咳。

方药：沙参麦冬汤加减。

常用药：沙参、天门冬、麦冬、玉竹、白芍、桑叶、桑白皮、桑寄生、桑椹。若干咳少痰加贝母、杏仁、桔梗；口干咽燥加玄参、芦根；气促气急加桑白皮、胡颓叶。

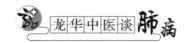

15 对肺脾两虚型气胸中医如何辨证论治

证候：年老体弱，劳倦后突然胸闷、胸痛，咳嗽，气促，纳呆，口淡，舌质淡，苔白，脉细。

治则：健脾补肺。

方药：补肺汤加减。

常用药：党参、陈皮、紫菀、五味子、白及、半夏、桑白皮、阿胶、山茱萸、紫河车。

16 对肺肾亏虚型气胸中医如何辨证论治

证候：喘促日久，呼长吸短，动则喘促更甚，形瘦神疲，腰酸耳鸣，自汗面青，舌质淡，脉沉细，或颧红，烦热，汗出粘手，舌红少苔，脉细数。

治法：补肾纳气。

方药：肾气丸加味。

常用药：熟地黄、山茱萸、茯苓、牡丹皮、泽泻、桂枝、附子。若阳虚明显加补骨脂、仙灵脾；阴虚者去温补之品，配麦冬、龟甲胶；肾虚不纳气加胡桃肉、冬虫夏草；兼有血瘀者加用丹参、桃仁。

17 哪些中成药可用于气胸治疗

（1）生脉饮：1支／次，每日3次。用于肺阴虚，口干盗汗患者。

（2）润肺膏：20毫升／次，每日3次。用于肺肾气阴两虚患者。

（3）玉屏风散：3克／次，每日2次。用于肺肾两虚患者。

（4）金水宝胶囊：2粒／次，每日2次。用于肺肾两虚患者。

（5）利肺片：2片／次，每日3次。用于肺肾两虚患者。

（6）补肺活血胶囊：4粒／次，每日3次。用于肺气亏虚患者。

18 气胸患者的饮食原则有哪些

气胸患者的饮食，应以增加营养，保持大便通畅为原则，食物以高蛋白、

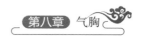

高能量、水果蔬菜为主，应清淡而富有营养。要多吃新鲜的蔬菜，豆制品和蛋白质含量丰富的精肉，可多吃些萝卜汤，萝卜汤具有祛痰清肠，消胀气的功效。

平时应该多吃含维生素丰富的水果，如生梨、枇杷、无花果、黄瓜，特别是生梨有清热祛痰润肠的作用。忌辛辣、烟酒及其他刺激性饮食。

19 气胸的常用食疗方有哪些

（1）山药苡仁粥：山药 30 克，白扁豆 30 克，薏苡仁 15 克，茯苓 15 克，干姜 3 克，糯米 100 克，以文火缓煎 1 小时，入红糖即可食。

（2）黄芪山药红枣汤：黄芪 30 克，怀山药 30 克，红枣 10 克，冰糖 5 克，清水煎汤，每日一次饮服。适用于气胸肺气虚型患者。

（3）百合银耳羹：白木耳 30 克，百合 30 克，冰糖 5 克，放清水煎汤，每日一次饮服。适用于气胸肺阴虚型患者。

20 气胸的预后如何

气胸西医治疗主要是抽除胸腔内积气，其次是针对原发病和并发症的治疗，若治疗及时则预后比较好，但对一些顽固性的气胸，反复发作者，需要用中医对证治疗，有利于疾病的痊愈，肺泡的修复，减少气胸的反复发作。

21 如何对气胸进行预防调护

气胸预防的关键在于对原发肺部疾病的预防和治疗，进行适当的体育锻炼，增加呼吸贮备功能，避免剧烈运动，以免诱发气胸。

注意季节和气候变化，加强自我保护，预防和及时治疗呼吸道疾病。新近研究发现，气胸的发生或复发与季节、气候变化有较密切的关系，特别是湿度较大时，其复发率较高。一旦发生气胸，应强迫患者卧床休息，减少活动，促进恢复，避免体力劳动或体育锻炼，有缺氧症状者可给予氧气吸入。

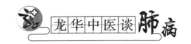

22 胸腔镜治疗气胸的适应证是什么

当肺大疱合并慢阻肺患者合并肺部感染或用力呛咳时，易出现气胸。气胸一旦发生，卧床休息、吸氧、抗感染化痰等保守治疗效果差，经胸腔穿刺抽气治疗或胸腔闭式引流治疗效果亦不理想，而且因这类患者一般情况较差，多数患者不能耐受剖胸手术，可以用微创的胸腔镜治疗。

23 胸腔镜有哪些优势

胸腔镜手术是一种微创手术，相对传统的开胸手术，其具有开口小、损伤小、术中指标平稳、对生理指标影响少、术后恢复快等优点。

24 胸腔镜治疗有哪些不足

胸腔镜是一种侵入性操作，术后可出现肺部感染、残肺膨胀不全、引流不畅、肺漏气、出血、皮下气肿等并发症，可能会严重影响患者术后肺功能的恢复。

25 治疗气胸有哪些中药验方

（1）黄芪汤：黄芪、麦冬、熟地黄、党参、茯苓、甘草、白芍、远志、川芎、肉桂、当归、白及。

（2）补肺生肌汤：生黄芪、牡蛎、生地黄、熟地黄、百合、玄参、丹参、连翘。

（3）补肺弥经汤：生黄芪、当归、白及、阿胶、煅龙骨、煅牡蛎、五倍子、五味子、甜杏仁、蒸百部、炙蜈蚣、紫丹参、三七粉。

（4）加味定喘汤：炙麻黄、紫苏子、白果肉、北杏仁、款冬花、桑白皮、黄芩、法半夏、红丹参、生甘草。

（5）薤白合剂（《金匮要略》）：薤白、瓜蒌、半夏。

（6）百合固金汤（《慎斋遗书》）：熟地黄、生地黄、当归身、白芍、甘草、桔梗、玄参、贝母、麦冬、百合。

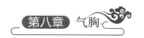

（7）升陷汤（《医学衷中参西录》）：生黄芪、知母、柴胡、桔梗、升麻。

（8）补中益气汤（《内外伤辨惑论》）：黄芪、炙甘草、人参、当归、陈皮、升麻、柴胡、白术。

26 对呼吸困难的气胸患者，陪护时重点观察哪些方面

对呼吸困难、紫绀者，给予吸氧，取半卧位，注意观察患者的血压、脉搏情况。特别要注意呼吸的深度、频率、气管移位及口唇、肢端紫绀，呼吸困难等缺氧表现。

27 对胸痛剧烈的气胸患者，如何处理

对胸疼者按医嘱口服三七末3克，每日3次；或云南白药0.5克，每日3次。

28 气胸患者大便要保持通畅吗

应保持大便通畅，排便时请勿过度用力。对于大便干结者可适当给予润肠剂（如：开塞露）。

29 气胸了一定要抽气吗

若肺压缩小于20%可暂不抽气，仅卧床休息治疗。部分患者肺压缩虽小，但影响到肺呼吸功能者，仍然要抽气治疗。一般肺压缩超过20%，要用气胸箱测压和抽气。

30 气胸穿刺抽气部位一般选择在哪里

常规的穿刺部位在患侧锁骨中线第二肋间，或根据胸片定位。

31 气胸抽气一次抽气多少为宜

抽气量多少不定，一般首次不超过800毫升；或者抽到患侧胸腔负压接近 –0.294 ～ –0.891kPa；测压还有利于诊断气胸的性质，一般抽后 5 ～ 10 分钟胸腔负压不再改变，且各种临床症状缓解者，可诊断为闭合性气胸，否则

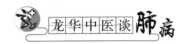

就是交通性气胸，需作胸腔封闭式引流术。封闭式引流术后，如患者的血压平稳，可取半卧位，一方面利于引流，另一方面利于患者呼吸。

32 中药冰片如何胸腔注入治疗难治性气胸

取冰片 10 克，研细成末后高温消毒，用生理盐水稀释，在胸膜腔注入药物前先用 2% 利多卡因 5 毫升通过引流管注入胸膜腔内，然后嘱患者不要用力，左右前后转动体位，尽量使麻药渗入胸膜，5 ～ 10 分钟后，再经引流管，注入冰片溶液 20 毫升，同时帮助患者各方向转动体位，尽可能使药物均匀涂在胸膜表面，并夹管观察 10 ～ 30 分钟，然后放开引流管，在胸膜腔注入药物后，观察 24 ～ 72 小时，如水封瓶无气体溢出，即行胸片检查，如肺已复张，给予拔管。

33 中药冰片有哪些药理作用

冰片主要成分为龙脑、异龙脑，具有清热止痛、消炎消肿、防腐生肌之功效，可抑制或杀灭金黄色葡萄球菌、乙型溶血性链球菌、绿色链球菌等临床常见细菌。冰片对红色癣菌等 5 种常见真菌亦有抗菌作用，其作用与冰片易透过细胞壁，引起细胞膜损伤，破坏及改变其通透性有关。

34 慢阻肺合并肺大疱并发气胸，如何治疗

当慢阻肺伴肺大疱患者合并肺部感染或用力呛咳时，易出现气胸。气胸一旦发生，保守治疗以卧床休息、吸氧、抗感染化痰等为主，若保守治疗效果差，需行胸腔穿刺抽气治疗或胸腔闭式引流治疗。

35 慢阻肺合并肺大疱并发气胸，胸腔闭式引流后，中药如何调理

可以用补气祛瘀化痰法，以中药汤剂煎服，每日 1 剂，每次 200 毫升，分两次服，连用 14 天。处方：黄芪 20 克，南沙参 15 克，白术 10 克，茯苓 20 克，猪苓 20 克，淫羊藿 20 克，菟丝子 20 克，桔梗 10 克，杏仁 9 克，当归 15 克，三七 10 克，陈皮 10 克，半夏 12 克，大枣 20 枚。适当随证加减，

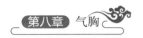

如盗汗明显者，可加糯稻根 30 克，浮小麦 30 克；纳差腹胀明显者，加鸡内金 20 克，生山楂 20 克，配合抗感染、化痰、补液常规治疗。

36 慢阻肺合并肺大疱并发气胸，中医如何认识病因病机

慢阻肺是呼吸系统的常见病、多发病，以气流受限为特征，根据临床特点归属于中医学咳嗽、肺胀、喘证等范围，病位在肺，与脾肾有关，是多种慢性肺系疾患反复发作、迁延不愈，导致肺气胀满、不能肃降的一种病症。肺主气，司呼吸，开窍于鼻而外合皮毛，为五脏六腑之华盖；脾为后天之本，气血生化之源；肾主纳气。本病的辨证总属本虚标实。从病因病机而言，慢阻肺合并气胸总以肺气虚为发病的基础，反复六淫侵袭为外因，痰浊与瘀血交阻为病机中的中心环节，因病程较久，多合并脾肾虚损。

37 老年人自发性气胸有危险性吗

自发性气胸是老年慢性阻塞性肺气肿最常见的并发症之一，由于该病患者往往患有其他肺部基础疾病，加之患者心、肺功能较差或病情危重，使得气胸的症状和体征常不典型，起病隐匿、进展快，常会导致心肺功能衰竭的现象发生，如不及时诊断和治疗，患者的病死率非常高。

38 自发性气胸急性起病有哪些表现

急性起病者可以表现为突然加重的呼吸困难、紫绀、胸痛、端坐呼吸、大汗淋漓伴心悸、烦躁不安，甚至出现休克及昏迷。

39 自发性气胸慢性起病有哪些表现

慢性起病者表现为逐渐加重的胸闷、呼吸困难、刺激性咳嗽、紫绀等症状。

40 老年患者机械通气引发的气胸概率高吗

气胸是机械通气致气压伤中最严重的一种，文献报道正压通气患者气胸的发生率为 3% ～ 5%。

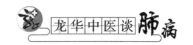

41 如何预防老年患者机械通气引发的气胸

对老年患者的机械通气选用适当的通气模式，采用较小的潮气量，实施"肺保护策略"，采取有效的护理措施。根据每一位行机械通气患者的肺部具体情况适当调整通气参数，避免气道峰压过高，可以有效减少气胸的发生。

42 胸腔闭式引流如何护理

胸腔闭式引流袋高度应低于穿刺点 10～20cm，固定要牢靠，保持引流袋的各个接头处连接紧密，防止患者翻身时脱落。保持引流袋的通畅，防止血块堵塞及打折，观察其水柱是否跟随呼吸机的送气搏动，认真记录引流的气体量，若引流气体量骤然减少，而患者一般状况仍然没有改善，应积极寻找原因，必要时调整或重新放置胸腔闭式引流管。肺复张后，老年人可延长 2～3 天拔除胸腔闭式引流管，以利于气胸漏口的进一步愈合。

43 什么是超短波治疗

研究表明，超短波治疗肺压缩不超过 25% 的自发性气胸取得了较为满意的疗效。其原因可能为，超短波治疗可增加气体分子的热运动，使气体膨胀，压力升高，肺毛细血管扩张改善局部血液循环，有利于气体向血管内弥散，促进气体吸收。另外，超短波可使局部组织代谢加快，刺激结缔组织和肉芽组织生长，加速伤口愈合，还能改善神经系统功能，使疼痛感受器兴奋性下降，从而起到镇痛作用。但对患有慢性肺疾患，尤其是合并胸膜肥厚及粘连的患者，疗效较差。

44 自发性气胸有哪些诱因

诱因有用力搬重物、剧烈活动、用力排便、打喷嚏、咳嗽、大笑等。

45 自发性气胸有哪些病因

病因有慢阻肺肺气肿、肺结核、肺癌、肺脓肿、尘肺、胸膜子宫内膜异位症等。

46 自发性气胸为何多见于青年

青年自发性气胸除肺大疱外常无明显基础肺部病变，称为特发性气胸，多见于瘦高体型的男性青壮年。弹力纤维先天发育不良或非特异性炎症瘢痕，可能是形成这种肺大疱的原因。此外，先天性肺囊肿、肺结核也是青年自发性气胸的病因。

47 老年人多见的气胸类型是什么

老年性气胸多为继发性气胸，且多继发于阻塞性肺气肿。

48 肺大疱是如何形成的

一般认为肺大疱形成的机制系非特异性炎症所致，细支气管的非特异性炎症，使细支气管形成活瓣机制，炎症引起纤维组织增生，瘢痕形成，致肺泡内气体集聚。此外，身体增高时肺泡生长速度快，而间质生长相对较慢，肺尖部则存在相对缺血区，使该处产生缺血性损害，致肺泡破裂形成小气泡，数个肺小泡相互融合，最后形成胸膜下大泡和肺大疱。

49 慢阻肺患者为何易发生气胸

慢阻肺患者多为老年，肺组织变薄，弹性减弱，肺泡易破裂融合形成肺大疱。有时存在有感染因素，支气管呈"活瓣"样阻塞，肺大疱内聚集大量气体，一旦破裂，形成气胸。

50 肺囊性纤维化患者在什么情况下容易发生气胸

肺囊性纤维化患者在合并绿脓杆菌感染、曲霉菌感染，$FEV_1<30\%$，肠内营养，胰腺功能不全，变态性支气管肺曲霉菌病大咯血时，发生气胸的机会明显增加。

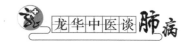

51 肺淋巴管平滑肌瘤病会引起气胸吗

肺淋巴管平滑肌瘤病（LAM病）通常并发反复发作的气胸。有研究显示，53%的该病患者并发气胸。影像学及形态学表现为肺内弥漫性囊性变，类似蜂窝样或肺气肿改变。在某些诱因下出现肺泡破裂，造成气胸。

52 肺结核为何会引起气胸

未能治愈的粟粒性肺结核，可能引起气胸反复发作。其机理可能系炎症波及毛细支气管，造成支气管黏膜水肿，管腔狭窄，肺泡内残气量增加，肺泡内压增大，致使肺泡间壁破裂融合，形成肺大疱，因咳嗽或其他原因导致肺大疱破裂。另一类发生气胸为浸润性肺结核或纤维空洞性肺结核，可发生双侧气胸。部分患者手术时发现气胸源于肺表面结核病灶破溃。

53 肺恶性肿瘤为何会引起气胸

最常见并发气胸的肺部恶性疾病为肺转移性生殖细胞肿瘤，骨肿瘤或软组织肉瘤肺转移，或是原发性肺癌。可能的机制为肿瘤侵犯胸膜或血管形成支气管胸膜瘘，因接受放化疗，或因肿瘤自身消退产生胸膜下肿瘤皱缩，支气管阻塞或者瘤栓形成"活瓣"机制，使胸膜下肺大疱形成并破裂。

54 肺癌化疗会引起气胸吗

恶性肿瘤在化疗过程中易发生自发性气胸，气胸的发生可归因于肿瘤细胞的消融，及对化疗敏感的外周转移灶破裂，甚至可形成支气管胸膜瘘。

55 气胸会遗传吗

超过10%的自发性气胸患者有家族史，可能与染色体基因异常、α-1抗胰蛋白酶缺乏有关。

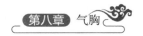

56 α-1 抗胰蛋白酶缺乏为何会引起气胸

α-1 抗胰蛋白酶是人体内最重要的蛋白酶抑制物，主要作用为抑制特异性溶酶的活性，当其缺乏时，这些蛋白溶酶活性增高，特别当肺内中性白细胞弹力酶活性过高时，可破坏肺结缔组织中弹性硬蛋白，毁坏肺结缔组织，从而发生肺气肿。有人观察到某些反复发作自发性气胸的患者体内缺乏 α-1 抗胰蛋白酶。这些研究提示具有 α-1 抗胰蛋白酶 MZ 表现型或中度 α-1 抗胰蛋白酶缺乏的患者，容易促使慢阻肺等肺基础疾病进展，导致气胸发作。

57 AIDS（获得性免疫缺陷综合征）会引起气胸吗

AIDS 继发结核感染引起巨噬细胞炎症反应，造成支气管内梗阻、肺泡膨胀并破裂，导致气胸产生。此外，AIDS 合并卡氏肺囊虫病患者病理检查显示这些患者存在不同程度的间质性肺炎、肺纤维化合并出血及坏死，也可引起气胸。

58 气候变化与气胸发生有关系吗

有研究发现，大气压急剧下降及风速明显增大对自发性气胸发病具有重要影响。

59 自发性气胸发作有季节性吗

自发性气胸发病具有明显季节性，原发性自发性气胸每年 3、4 月份高发，继发性自发性气胸每年 11、12 月份高发。

60 既往有过气胸可以坐飞机吗

可以。如在飞行过程中，有自觉胸口疼痛时，呼吸频率要变缓或屏住呼吸几秒，或外敷热毛巾止痛。

61 气胸好了后，身体一般状况良好，可以喝酒吗

可以少量喝酒。

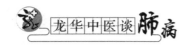

62 气胸好了后，可以吸烟吗

最好不要吸烟。

63 既往得过气胸，可以健身吗

可以健身，但是要注意适度和循序渐进，适度的健身对气胸的恢复很有帮助，深蹲、长跑都能锻炼心肺功能，但是不要一开始就做太多。

64 既往得过气胸，可以游泳吗

气胸手术后恢复正常了，是可以游泳的。游泳前要做好提前活动，开始不要太急，时间不要太长。如果游泳结束休息后还有喘不过气的情况就应该去医院检查。

65 既往得过气胸，可以爬山吗

气胸不存在基础性病变或病变已得到解决的，经过一段时间的休息，病情稳定后，可以爬山。量力而行，不要逞强，也最好不要选择去海拔过高的山，一般没有太大问题。爬山途中突发不适，及时停下来休息。

66 既往得过气胸，可以到西藏旅游吗

主要看身体素质和气胸治愈后是否有留下后遗症，或者是否治愈后还留下一些禁忌，建议进行一次全面的身体检查评估，以判断是否可以去西藏。

67 自发性气胸与体型有关系吗

有关系。瘦长型体型容易发生自发性气胸。

68 少量气胸，吸氧有帮助吗

可以帮助气胸吸收。

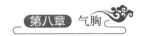

69 气胸治好后，可以上体育课吗

还是以多休息为主，运动以散步、太极拳为宜，具体要因人而异，剧烈运动是绝对要避免的。

70 气胸好了会有后遗症吗

治愈后一般没有后遗症的。

71 反复气胸，如何强健体质

多吃富含有维生素 C 的食物，也可吃一些钙片增强自身的体质，可适度做一下运动，如饭前跑步，饭后散步，都有利于增强体质。

72 感觉胸部疼痛就是气胸吗

出现胸痛建议首先检查是否有肺部感染，胸膜炎、肺结核、气胸都可能，另外还要考虑是否是有肋间神经炎、肋软骨炎的可能。有的时候还要注意消化道溃疡和胰腺疾病。还要注意检查肝脏和胆囊 B 超，以及肝功能是否有问题。最后还要做心电图检查判断是否有心肌缺血的可能。

73 在哪些位置针灸容易诱发气胸

针灸不当，如果施针过深，也有引发气胸的风险，一般易诱发气胸的位置在人体正前位（胸前）和后背部（肩胛骨以下）。

74 气胸能通过中医保守治疗吗

气胸肺压缩面积若大于 30%，一般要进行胸腔穿刺闭式引流，保守治疗效果不好。

75 气胸术后服用中药调理有作用吗

可以促进气体的吸收。

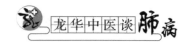
76 气胸为何多发于秋冬季节

气胸多发于秋冬季节，因秋冬气候干燥，按中医理论，肺为娇脏，喜润恶燥，摄气不慎，导致燥邪犯肺，灼伤肺膜，肺失宣降，胸中气机逆乱，而致此病。

77 气候变化时为何气胸好发

按现代医学理论，认为气候变化时，患者容易发生呼吸道感染，出现咳嗽，排痰不畅，肺内压突然增高，而造成胸膜破裂而发病。

78 气胸后如何调摄生活起居

注意保暖，适时增减衣被，合理安排饮食起居，多饮水，加强营养，忌肥甘厚味、辛辣燥热、过甜过咸之品，特别要戒烟；并要保持情绪舒畅，每天要注意观察大便情况，保持大便通畅，如遇便秘，排便时用力要适当；进行适当的体育锻炼，如散步、太极拳及耐寒锻炼，但不宜参加激烈的运动、扩胸运动及屏气呼吸和提重物等。

79 为何药食调补对气胸有益

《备急千金要方·食治》说："食能排邪而安脏腑，悦神爽志以资气血。"药食能起到滋养壮身、补气血、调阴阳的作用。

80 瘦长体型的人为何容易发生气胸

瘦长体型的患者胸腔往往为扁长型，即上下径长，前后径短，因而体型瘦长的患者在吸烟、咳嗽等不利因素促发下更容易产生肺内压增高，尤其是肺尖部，引起胸膜下微小泡或肺大疱的破裂而发作气胸。

81 吸烟对自发性气胸复发有影响吗

有。

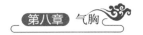

82 空气污染对自发性气胸复发有影响吗

有。

83 气胸属于肺病急症吗

属于。大量气胸若不及时处理，会有生命危险。

84 哪个肺脏部位的肺大疱破裂容易引起自发性气胸

自发性气胸多因肺尖部胸膜下肺大疱破裂而发生，所以有肺尖部肺大疱的人群，要注意避免自发性气胸的发生。

85 哪些人群容易气胸反复发作

老年慢性阻塞性肺疾病、肺气肿、肺大疱人群及瘦长体型的年轻人容易气胸反复发作。

86 手术治疗能降低气胸复发率吗

据国内外文献报道，经过外科手术切除肺大疱及行胸膜固定术后的复发率为 0 ～ 11.7%，未手术治疗的复发率为 20% ～ 60%。

87 气胸胸膜固定物有哪些

胸膜固定物包括胸膜腔内喷洒滑石粉、注射抗生素、生物制剂、自体血、高渗葡萄糖等。

88 气胸胸膜固定的机理是什么

胸膜腔内产生化学性炎症反应而产生粘连，也可机械摩擦壁胸膜使其表面渗血，从而产生胸膜腔粘连，以达到胸膜固定的效果。

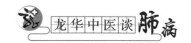

89 自发性气胸治疗后一般要观察多久才算稳定

自发性气胸治疗后半年内为复发的高危期，所以这半年要密切注意日常的生活起居调摄。

90 对于反复发作的自发性气胸，一定要积极手术治疗吗

对于反复发作的自发性气胸患者，更应当给予手术治疗，加行胸膜固定术可进一步降低气胸复发的概率。

91 气胸术后出院多久复查

3 个月或者半年去复查一次，如果身体不适则需及时去复查。

92 气胸会瘀阻心肺吗

肺叶破裂，气入胸胁，发为气胸。肺叶萎缩，气机逆乱，气滞血瘀，则瘀阻心肺。

93 白及对气胸修复有用吗

白及补肺生肌，有良好的局部止血作用，并促进血细胞凝集，形成人工血栓而止血；根据肺压缩面积的大小，可单用白及粉，加用其他药物和抽气治疗。

94 对咳嗽剧烈的气胸患者，如何处理

对于咳嗽剧烈者可使用镇静、镇咳药。避免咳嗽用力，最好咳嗽时用手捂住胸部。

95 白及粉、三七末在气胸修补中有何作用

白及粉补肺生肌、三七末活血化瘀，用以改善病变部位血液循环，减少渗出，促进肺泡与脏层胸膜破裂口的愈合，加速气体的吸收。

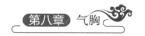

96 儿童气胸的常见病因有哪些

粟粒性肺结核、重症肺炎、马方综合征。

97 肺结核为何会导致气胸

大疱破裂或胸膜的直接损伤是肺结核相关气胸的主要原因，即干酪结节溶解破溃、胸膜下病灶或空洞破入胸腔、直接侵犯胸膜、结核病灶纤维化或瘢痕化等，均可导致肺气肿或肺大疱破裂。

98 中心静脉导管闭式引流气胸有哪些优势

采用中心静脉导管闭式引流对比传统胸腔闭式引流，同样具有很高的临床治疗有效率。与此同时，采用中心静脉导管引流具有以下明显优势：①操作简单，耗时少；②损伤小，患者耐受性好，中心静脉导管管径较传统硅胶导管明显更细，置入时无须皮肤切开，进行肌层钝性分离，术中出血量少，对胸膜刺激小，发生胸膜反应、血气胸概率低，术后无明显胸壁疼痛；③并发症少。瘘口感染、皮下及纵隔气肿等传统胸腔闭式引流常见并发症的发生率明显减少。

99 中心静脉导管闭式引流气胸有哪些不足

由于中心静脉导管管径小，发生导管堵塞的比例高，对脓气胸、血气胸引流效果不及传统粗管引流。

101 对闭式引流气胸如何评估治疗有效

引流气体消失，水封瓶无气泡溢出，胸片示肺完全复张或肺压缩＜10%。

101 气胸的中医调理为何重视"培土生金"

气胸患者多具禀赋孱弱或久病肺虚体质，因外邪而触发。"诸气者，皆属于肺"（《素问·五脏生成》）。肺脏职司呼吸，主宣发肃降，为气机升降出

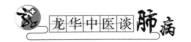

入之枢，上通鼻窍，外合皮毛，当肺虚邪侵，肺气壅遏，宣降失权，或咳喘哮鸣，或津失敷布，痰聚停肺，气阴伤耗，日久皆可致肺脏之虚而使主气失常。其疾之发，或引动痰饮宿疾，致肺气郁闭，气机逆乱，上焦壅塞，脉络闭阻而见气急、剧咳、胸痛诸症。《灵枢·经脉》曰"肺手太阴之脉起于中焦"，与中脏互为连属，而脾为后天之本，肺脏孱弱常因于中焦化源无力，故气胸肺气虚损者，也多责之中脏之亏，而土不生金则更是气胸肺膜不能闭合痊愈的关键所在。《石室秘录·正医法》曰："治肺之法，正治甚难，当转治以脾，脾气有养则土自生金。"《医宗必读·虚痨》曰："虽喘嗽不宁，但以补脾为急，脾有生肺之能，土旺而金生。"故气胸肺虚，但据"虚则补其母"的五行生克之理，运用"培土生金"法健脾胃以益肺气，待脾气充盛，健运复职，土旺而金自生，肺膜自然可获修复。